U0035926

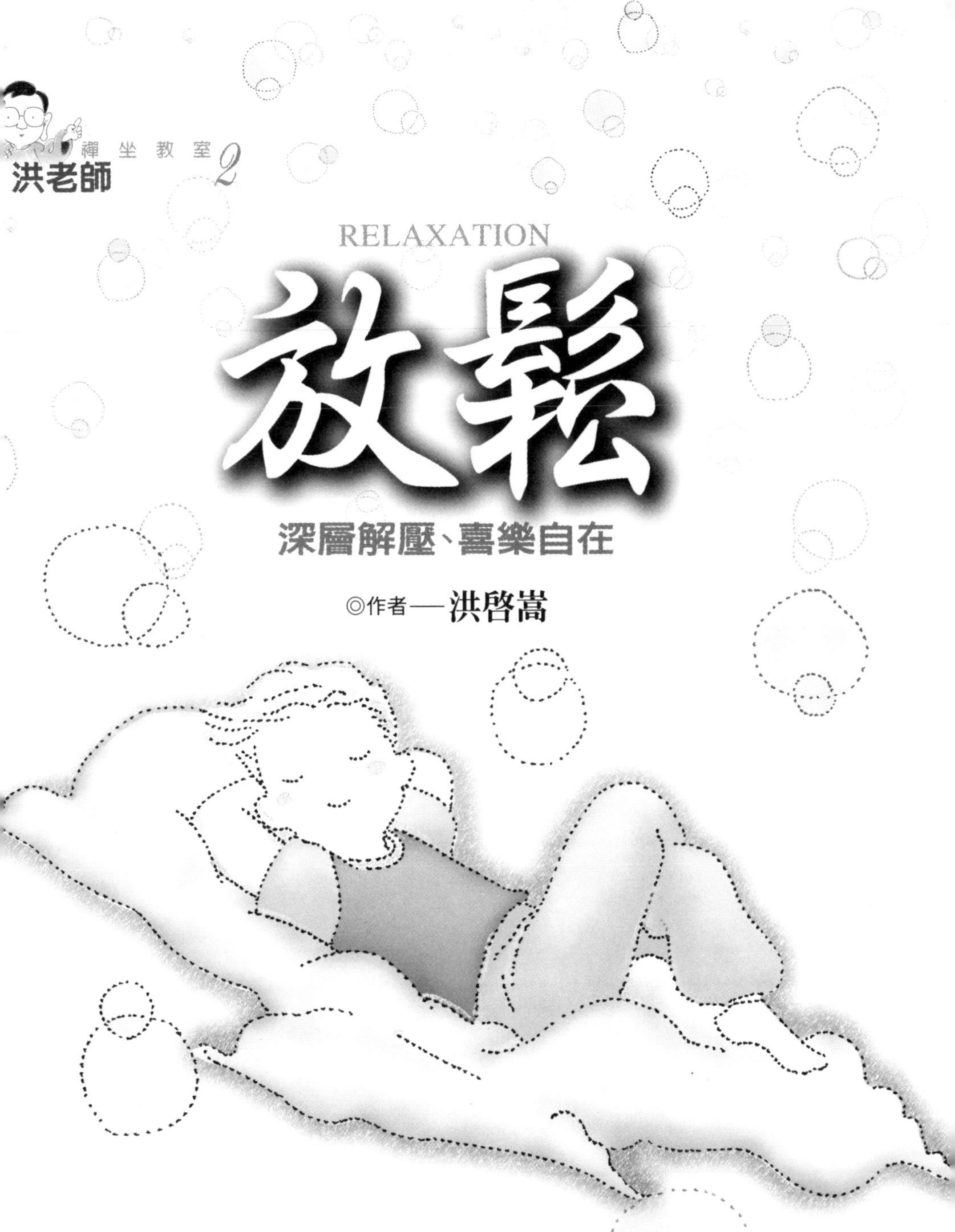

放鬆是根本解除壓力奇妙法寶，本書所教授的放鬆禪法，是依據宇宙與我們自身的地、水、火、風、空等五大元素的原理，所創發出的深層身心放鬆方法。能有效解除身心的緊張、壓力，提昇工作效率、決策能力，創造卓越EQ，並能徹底解除生命壓力根本來源，隨時隨地安住在放鬆的喜樂光明！

CONTENTS
目錄

PART………❶
理論及要訣

PART………❸

方法

PART⋯⋯⋯⑤

放鬆Q＆A

出版緣起

在人類的生命發展史上，禪定是最精緻，也是最深奧的生命學問。透過坐禪，使人類在身體與心靈上，發展出最極緻、圓滿的境界。因此，把禪定視為人類生命發展上最光明的寶珠、最究竟的高峰，並作為人類精神文明的代表，可以說是最恰當的。

但是，在過去的經驗當中，禪定往往是投注無比身心精力，透過長期專注修持者的專利品，他們雖然獲得許多珍貴而圓滿的生命經驗，為人類生命開拓出光明的成果，但是，他們卻宛如人類生命中的貴族一般，擁有無比珍貴的生命發展的奧義及技術，卻無法普及於大眾，使人類的身心性命普遍提昇，實在十分可惜！

因此，如何能讓禪定的智慧及技術，普及於人間，使每個人都能自在適意的學習正確而直捷的禪法，並獲得身心增上的果實，而使人類生命更加發展、昇華，並進化得更加圓滿？實在是這個時代的重要課題。

二十一世紀是充滿各種可能的時代，人類向上發展

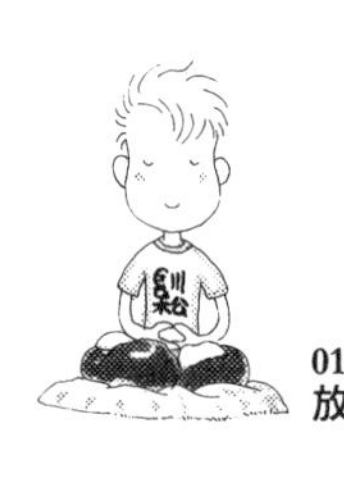

或向下沈淪，都充滿了未定之機。人類要使自己更加進化，或在生技世界中物化，甚至失掉人自身的認知，更是重要的關鍵時刻。因此，這是一個擘劃人類嶄新願景，與再次普遍昇華人類生命的新世紀，而坐禪正是這一智慧、生命昇華的重要觸媒。

所以，這個禪坐教室，就是為了使過去人類偉大的生命貴族們所成就的身心境界，迅速而普遍的落實到所有的生命，使每個人的身心，都得到進化昇華而成立。

這個禪坐教室，可以說是為所有想增長昇華身心的人，所規劃的訓練課程。希望提供所有的人，從初級的靜坐，到專修禪法的完整修學指導與諮詢，讓所有希望學習的人，正確、迅速、詳實的學習靜坐，並獲得禪法改善身心的圓滿果實！

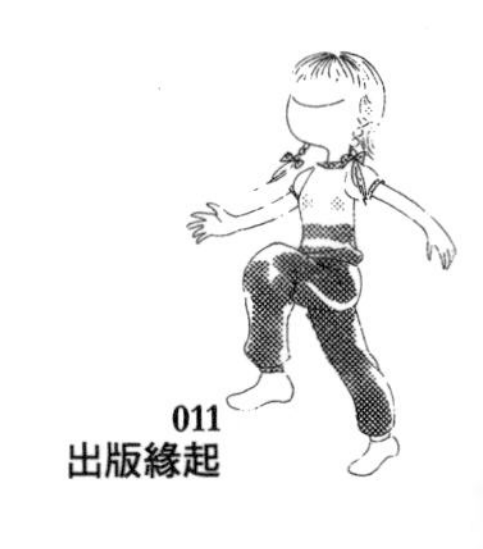

作者序

放鬆禪法的創始，源於我在一九八三年於南投仁愛鄉別毛山上閉關時，對身心改變的深刻體悟。

當時一個人獨自在深山閉關，每天的修練以禪觀為主。由於深山人煙罕至，一個星期只有一次打獵的山胞會經過這兒，當時也不知道自己的外形有什麼變化，有時兩天只吃一餐，卻是氣力充足，感覺到身體變得十分輕盈，往來山路的上下坡，簡直是健步如飛。

一直到我下山之後，家人看到我，十分驚訝，原本只有173公分的我，下山之後卻變成178~180公分，足足長高好幾公分。

雖然結束閉關下山之後，生活較忙碌，未過了一段時日，身高大約恢復到原狀，但此時方才發覺，身體有時會自然伸縮在165~~180公分之間。而有些眼尖的朋友也發覺，似乎我每天的身高都有些不同。事實上，每天起床時，只要前一晚休息得較充足，身高自然會高幾公分，工作太多時，就回復而平常的身高。身心這種不可思議的變化，應該是在山上閉關修行所產生的。

回想十歲開始學習各派的坐禪法門以來，在學習的過程中，由於自幼身體孱弱及身體受傷，再加上求法、修學中的艱辛，與身心劇烈的困頓，實在不足向外人道也！而此時的身心變化，更彌足珍貴。

但也正因自身修學的艱辛過程，所以希望將來有心學習者不必再受到這種辛苦，而能很容易的獲得深妙禪法的身心利益。因此，便著手將自己數十年在身心氣脈的研究與經驗，用淺顯易懂的方式來與大眾分享，這也就是「放鬆」出版的緣起。

放鬆禪法是一套能使修學者的身心迅速改變的方法，在教導這套禪法的過程中，有很多的人都迅速受到其中的廣大利益。也因此在這些學習者的期盼下，讓這套禪法與導引的方法傳世。

放鬆禪法可說是幫助身心革命進化的法門，不只快速有效、深奧，學起來又是簡單易懂、安全，期望這套方法能成為廣大大眾改善自我身心最快速有效的方法，讓大家不僅具有健康的身體，更能擁有覺悟的智慧、快樂的心情，與慈悲的心靈。

這套放鬆的方法，除了能讓我們的身心產生再增生活化的變化之外，對於壓力愈來愈大的現代人而言，更可以幫助大家解除身心壓力。

現代人所面臨的環境，無論是自然的環境或是社會環境，都急驟的惡化，空氣的污染、水質的惡化，使呼吸系統的疾病人口驟增，電子時代的大量資訊，也使人資訊焦慮之中。此外，生活中的壓力、工作上的壓力、學業上的壓力……，內外夾攻，使身心脆弱的現代人不堪負荷，種種文明病也應運而生，憂鬱症變得普遍，自殺的新聞變得平常，甚至個人壓力轉而危害社會……這種種警訊，使現代人身心如何解壓，甚至再昇華強健，變成重要的課題。

放鬆，正是根本解除壓力的奇妙法寶。其實，我們的祖先很早就將靜坐、瑜伽運用於幫助身心放鬆，解除壓力。而本書所教授的放鬆禪法，除了能達到一般放鬆的效果之外，更能深入壓力的根源，將生命最深層的自我執著、緊張，徹底放鬆。這種深層的放鬆，不再只是解除壓力，甚至能任運自在的與壓力共舞，讓壓力成為生命冒險中的美麗風景。

同時，這套放鬆禪法，也將造成身體、心靈的圓滿演化，除了在骨骼、身形外相上直接顯現變化之外，在心靈上也會增長我們的智慧與慈悲，讓愛人、愛世界成為一種常態。

祈願這套放鬆法門，能夠為更廣大的生命所使用，讓放鬆中所產生的健康、覺悟、快樂、慈悲成為未來人類的光明願景！

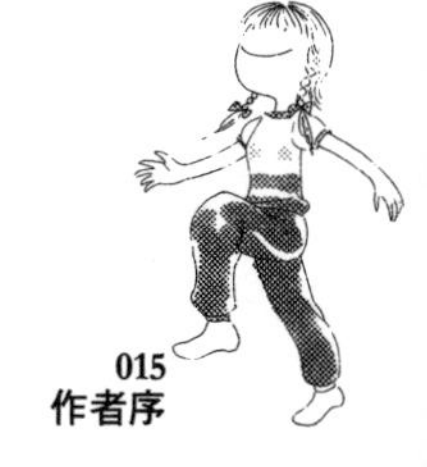

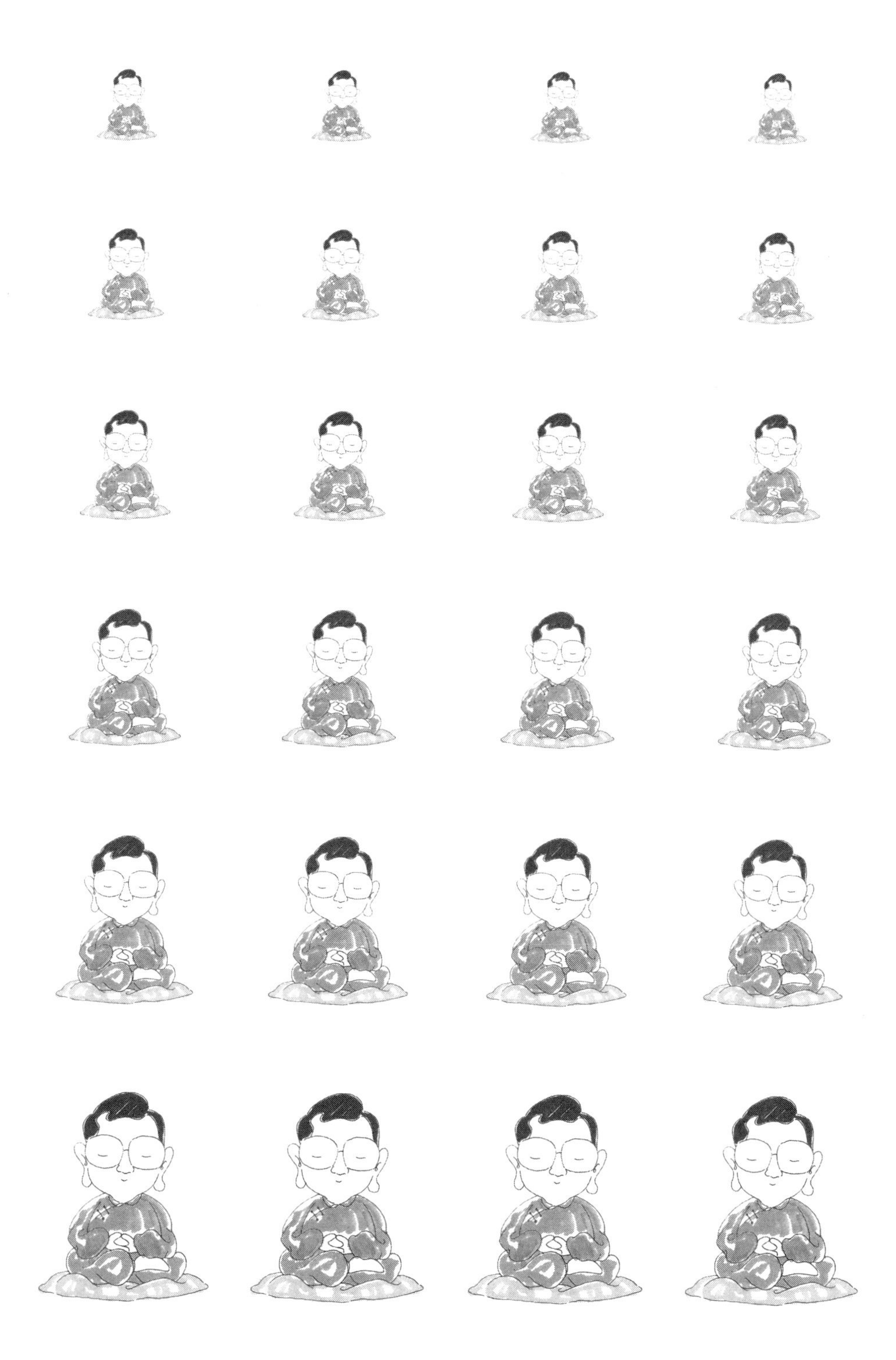

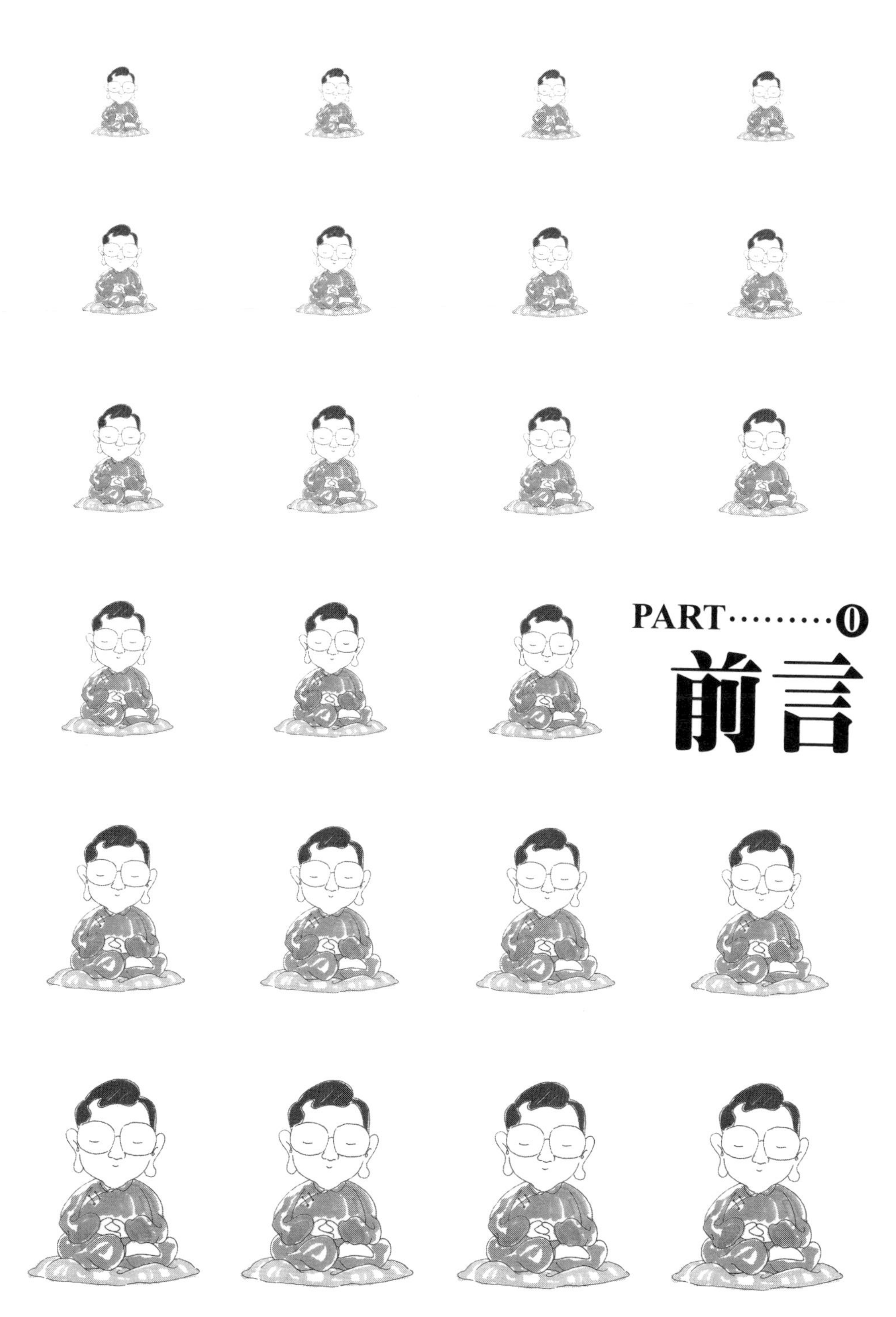

PART………0
前言

對生活壓力越來越大的現代人而言，放鬆是身心最佳解壓的良方，現代人每天得面對不可避免的事情也愈來愈多，從學生準備推甄，到入社會為生活打拚；家庭和公司的人際關係，為了事業上競爭發展，……各式各樣的壓力如排山倒海的壓得人喘不過氣來。

除了大的壓力之外，還有各種瑣碎的小壓力在我們的日常生活中不定時的出沒，趕著交件的工作報告；上下班搶車位，搭捷運搶位子；回家孩子鬧脾氣，太太抱怨沒人分擔家事，先生嫌太太家裏沒照料好……，這使我們的生活到處充滿了緊張與憂慮。

這些讓我們整天處在情緒緊張力壓力下，如此長期下來，開始感覺到全身各處都不舒服。即使幸運的沒有疾病產生，也可能已危機四伏。

有人常找醫師檢查，結果常檢查不出任何疾病，醫師也只能給一些維他命，愛莫能助。但如果不妥善管理壓力，長此以往，不但足以傷害個人的身心，嚴重的話，也可能會危及社會的安全。

這本書的主旨，就是要讓我們認清壓力的現象，並告訴大家如何正確的放鬆來解除壓力，甚至要進一步運用周遭的壓力，使我們的生活與生命更幸福。

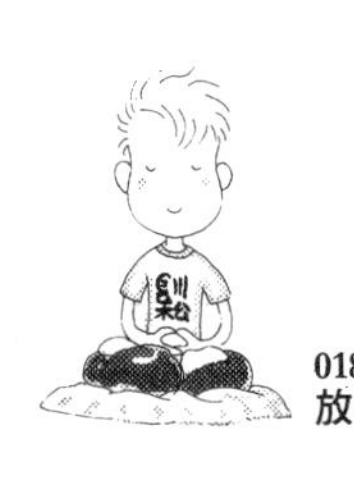

只有真正放鬆，才是使壓力解除的密碼，本書所教授的放鬆法，簡單易學，且能馬上感受得到效果，加上使用一些能夠檢測與處理壓力的技巧，將我們過去身心所累積的各種壓力，掃除一乾二淨。

只有不斷地保持健康而有力的身心，才能達到生命自由的目的。讓我們一起來放鬆！

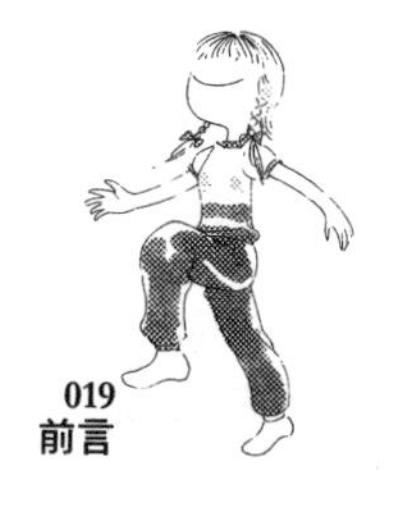

1 什麼是放鬆？

・放鬆就是沒有執著

我們身心壓力最根本的來源有兩個：一是自我的執著；二是慣性的力量。

生命自我的執著，使我們產生自我保護的本能，在這種我執的保護之下，遇到外來的壓力刺激時，身心自然會產生防衛系統與其對抗，形成我們身心的壓力，這也是壓力形成的最主要原因。

而生命執著的慣性，讓我們在受過某種壓力後，再遇到類似的情境時，心理自然也會產生防衛作用，即使當壓力狀況解除之後，我們的身心仍會慣性地保持在當時的一個壓力樣態之中，造成新的壓力。俗話說：「一朝被蛇咬，十年怕井繩」，就是這種現象的最佳寫照。

很多人在放鬆時，都是注重於外在環境壓力的去除，卻不知道根本的壓力解決之道，必須將我們生命內在的執著完全放鬆，而放鬆也就是沒有執著。

當我們不執著時，生命根本防衛系統的內在緊張自然而然消失了，每個心念、每一個因緣，對我們而言都

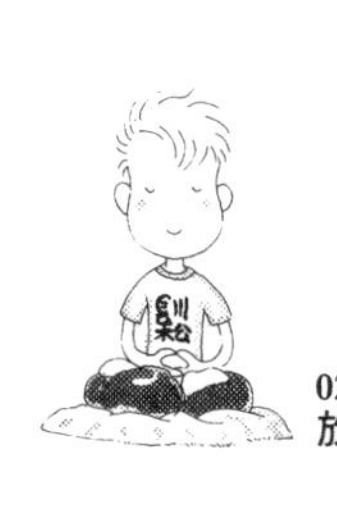

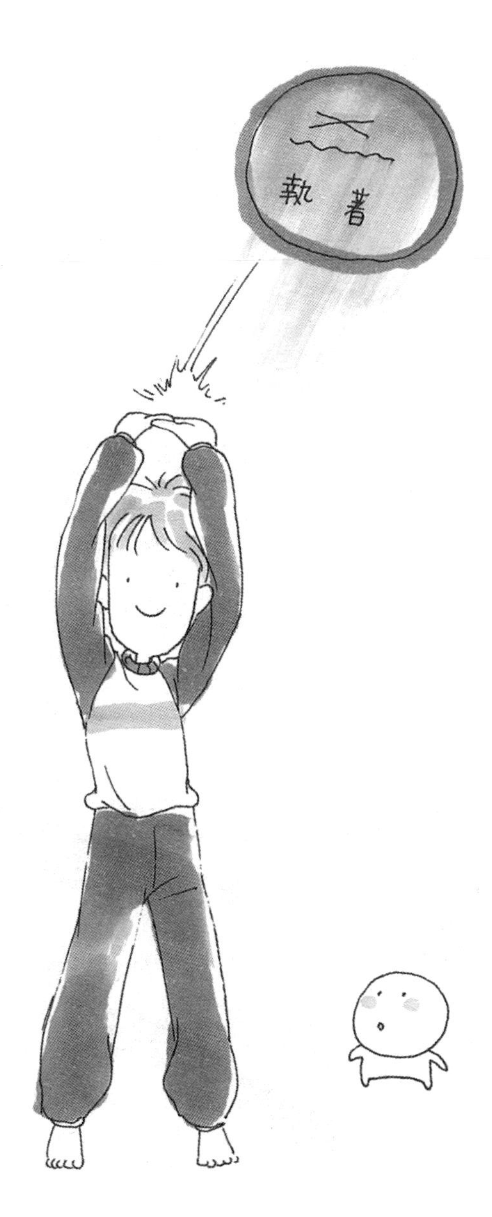

放鬆就是沒有執著

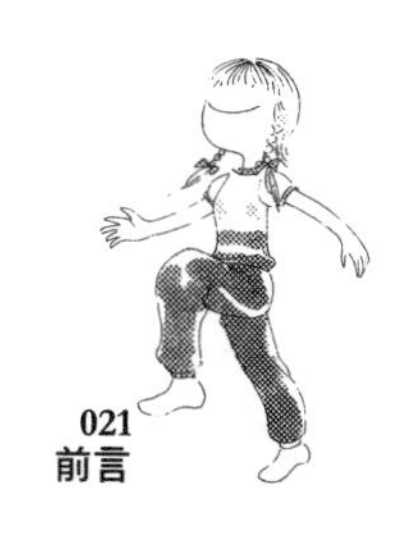

是全新的體驗，每一天對我們而言，都是新生的一天，生命徹底的放鬆，讓我們不再受到慣性的制約。

什麼是放鬆？放鬆就是沒有執著，就是使我們身體所有的壓力消失，就是使我們的身體像空氣一樣、像光一樣，那麼自然、那麼柔軟，可以深透到宇宙中的每一個部份。

讓我們的所有壓力都放下，跟整個大地結合在一起，讓生命完全沒有執著，徹底放鬆，這是多麼舒暢的事情啊！

放鬆使我們的身心得到解脫，讓整個生命充滿了喜悅，充滿了力量！

・放鬆不是鬆垮垮

有的人以為放鬆，就是看起來一副鬆垮垮的樣子，其實不然，當我們身體的每一部分真正達到徹底的放鬆時，身體由於氣機充滿，會像小嬰兒一樣皮膚紅潤且血液流通順暢、新陳代謝良好，皮膚飽滿充滿了彈性，宛如海棉或氣球一般。當然，我們也沒看過一般正常的嬰兒是彎腰駝背、鬆垮垮的，反而是像吹飽的氣球，充足飽滿！

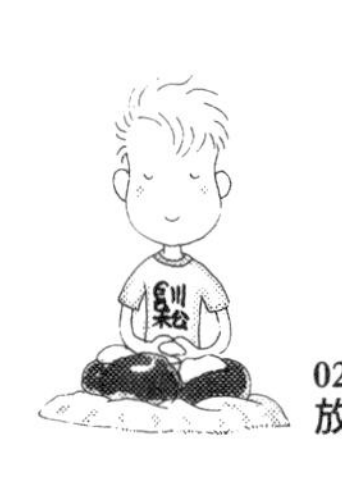

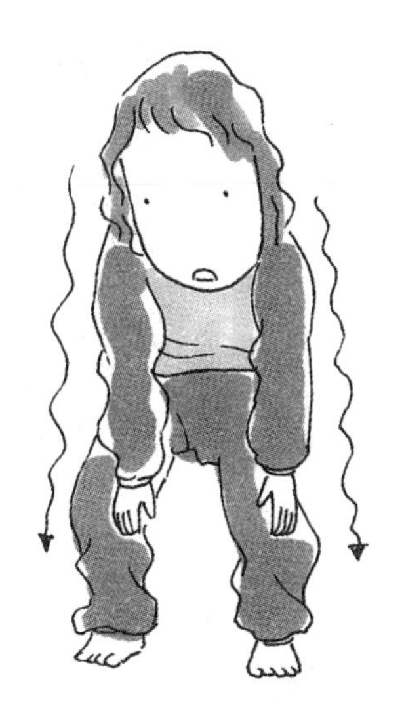
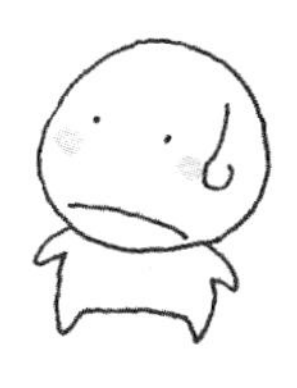

放鬆不是鬆垮垮

所以，當我們的身心完全放鬆之後，身體會變得很輕靈，充滿了活力與彈性，身體姿勢自然很健康、正確，而絕不可能是像洩了氣球一般鬆垮垮的。

相反的，身體鬆塌，是代表身體內部沒有放鬆，反而容易使五臟六腑受到壓迫。身體放鬆，就如同一個充滿了氣的球，其內部應能平均支撐著外形；身體內部放鬆時，也應是如此的道理。所以，放鬆的人，身體會像孩童一般，氣機自然充飽，一點也不會彎腰駝背。

・放鬆是人類的本能

放鬆是屬於人類本具的能力，也是每一個希望生命昇華的人所必須修學的。

當我們全身放鬆時，自然而然重心就會下沉到丹田（臍下四指）的位置，身體靈活自然，常保健康，如同小嬰兒身體放鬆，自然以丹田呼吸。當我們輕輕推動兩歲幼童的身體，他會自然以腰為中心，靈活的轉動。所以，幼童生機充盈，有著無窮的生命力。

不過，當我們的身心逐漸成長後，由於現代生活的緊張，環境的惡化，而使身心倍受壓力。再來，更由於我們觀察能力的普遍不足，而使身心容易慣性於這些壓力情境中，無法跳脫出來，導致我們放鬆的本能逐漸被遺忘掉。因此，我們必須要喚起這個被遺忘的本能，來進行身心的改造，活化生命力量，創造生命進化的新契機。

・放鬆是科學的方法

放鬆是一種提昇生命層次的方法，這個方法也是非常科學的。放鬆的練習過程中，我們會發覺身心在逐漸變化，而且每一個人的變化，也會隨著自身的身心條件的不同，而有所不同。

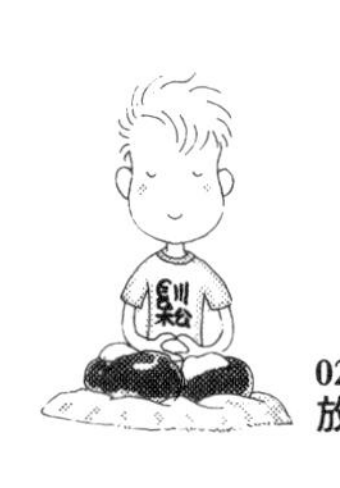

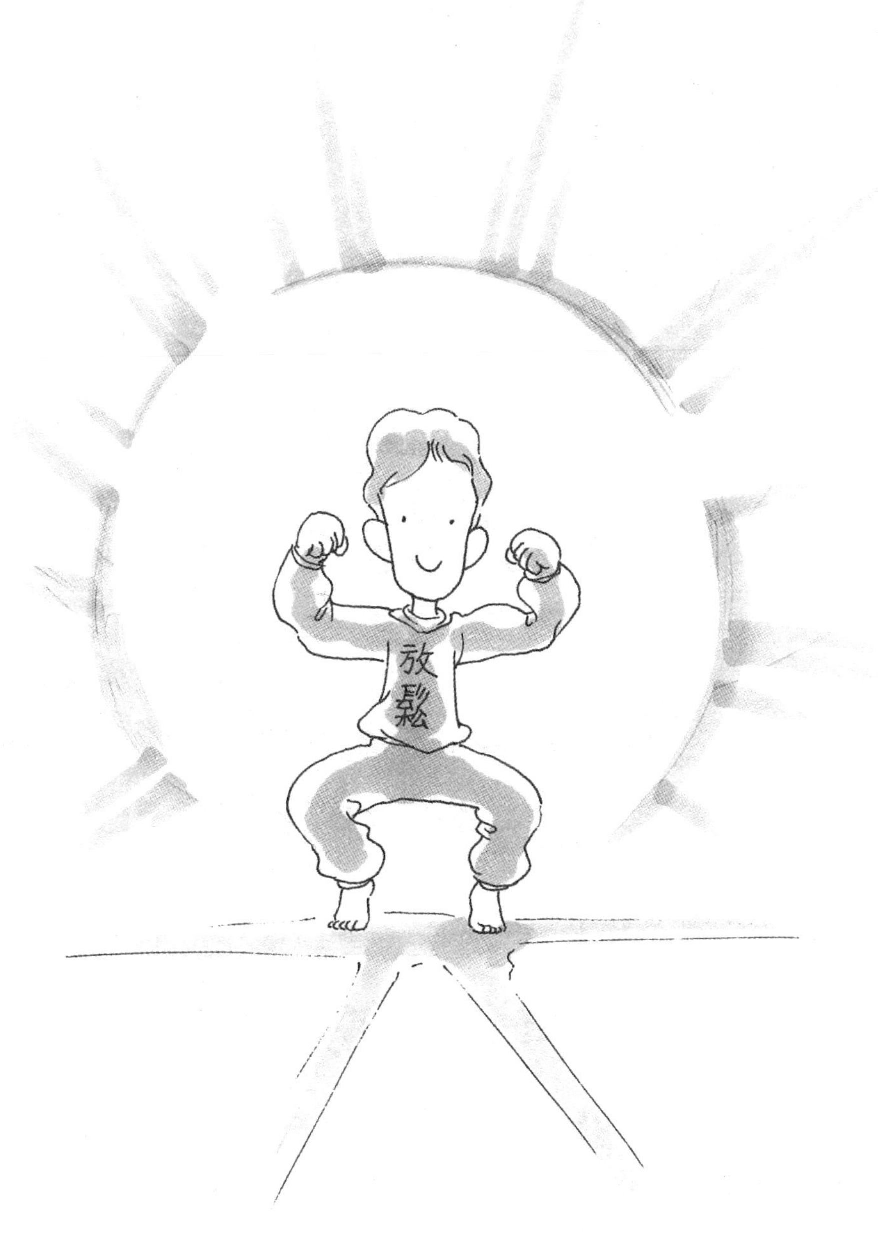

放鬆是每個人本來具足的能力

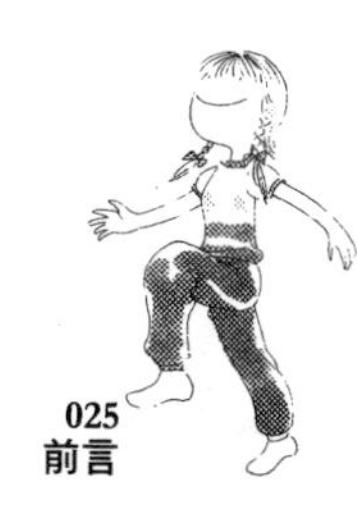

其實，人的身心本就時時在改變中，卻由於變化緩慢，我們又少去注意，所以多半不會察覺。

放鬆方法，就是經由我們放鬆的導引，使身、心逐漸轉化成安定，而不受制於壓力的左右，這是人人可以實驗實證的，非常的科學化。

・隨時隨地都可以放鬆

放鬆，不是身心的特殊狀態，不是只有在每天特定的時間練習而已，而是隨時隨地都可以放鬆。也就是在每個當下，時時覺照身心狀況，一旦察覺身體的任何一個部份緊張了，就把它放鬆，把放鬆與生活打成一片。

要能實際體會放鬆，除了要不間斷的練習；每日、每月、每年，日積月累的累積，更能使人不斷的進步。而且更進一步的是，要將放鬆恆常日久的化入生活之中，改善整個人生，如此才能不斷昇華自己的身心性命，而達到究竟圓滿的境地。

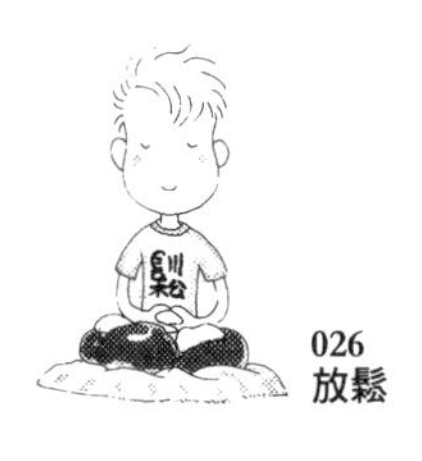

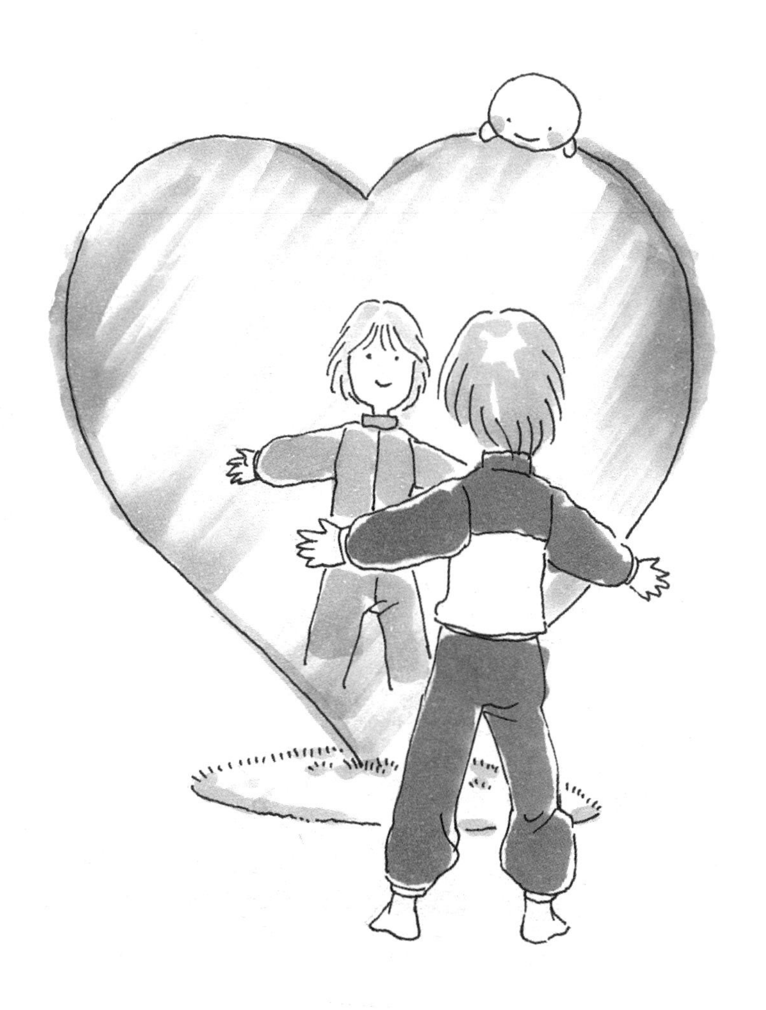

放鬆不只是在特定的時間練習，
而是隨時隨地的放鬆

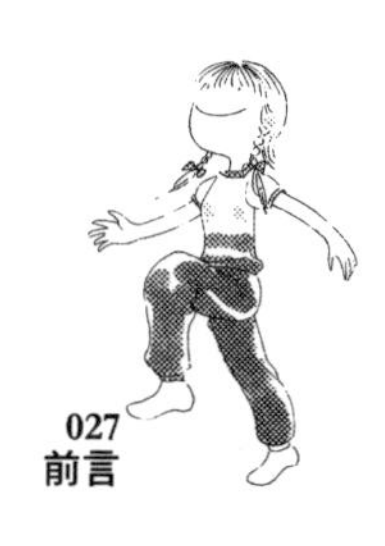

放鬆是正常而且有助於健康的，它能夠在身、心方面處於一種自在任運的狀況，而不受壓力的傷害。更進一步，則能擺脫我們生命最根本、最潛在的慣性。所以放鬆可說是能夠提昇我們管理身心壓力及達到生命自由的方法。

雖然人們學習放鬆的目的各不相同，有些是為了健康的理由，有些為了心靈的清淨等。一般而言，這些希望都會在學習放鬆的過程中得到滿足。

2 放鬆的好處

·放鬆是最經濟的生命投資

每個人都有不同的心願，然而，健康的身心幾乎是每個人共同的心願。而放鬆對人類的心智與生理的成長皆有極為良好的影響，不但能夠防止身體的老化，甚至能夠使其再生，恢復生命的活力。另外，放鬆使我們心靈更能專注，記憶力增強，反應力與理解力也提高。

放鬆可以幫助我們解除壓力，達成許多現實人生的目標。在學業上幫助我們學習得更快更好，在人際關係上使我們的個性更開朗，更和諧，與他人相處得更融洽。

在事業上則有更大的精力、毅力與智慧，不斷地持續努力，更容易發現機會、掌握機會，創造成功，在愛情上，放鬆可以讓人具有更細膩的心思、更佳的協調能力、以及無邊的愛心，使彼此的關係更和諧、更幸福。

只要我們每天投資一點點時間，學習放鬆的方法，就能獲取人生最大的產出，創造圓滿人生！

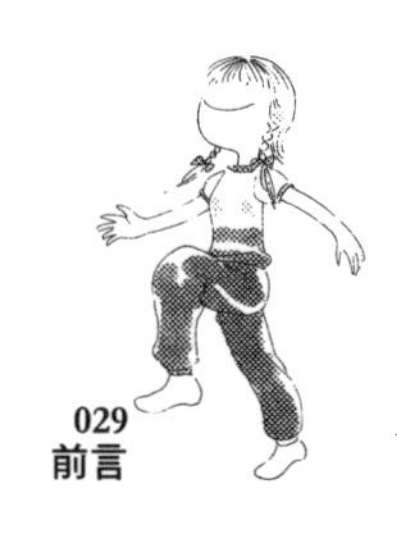

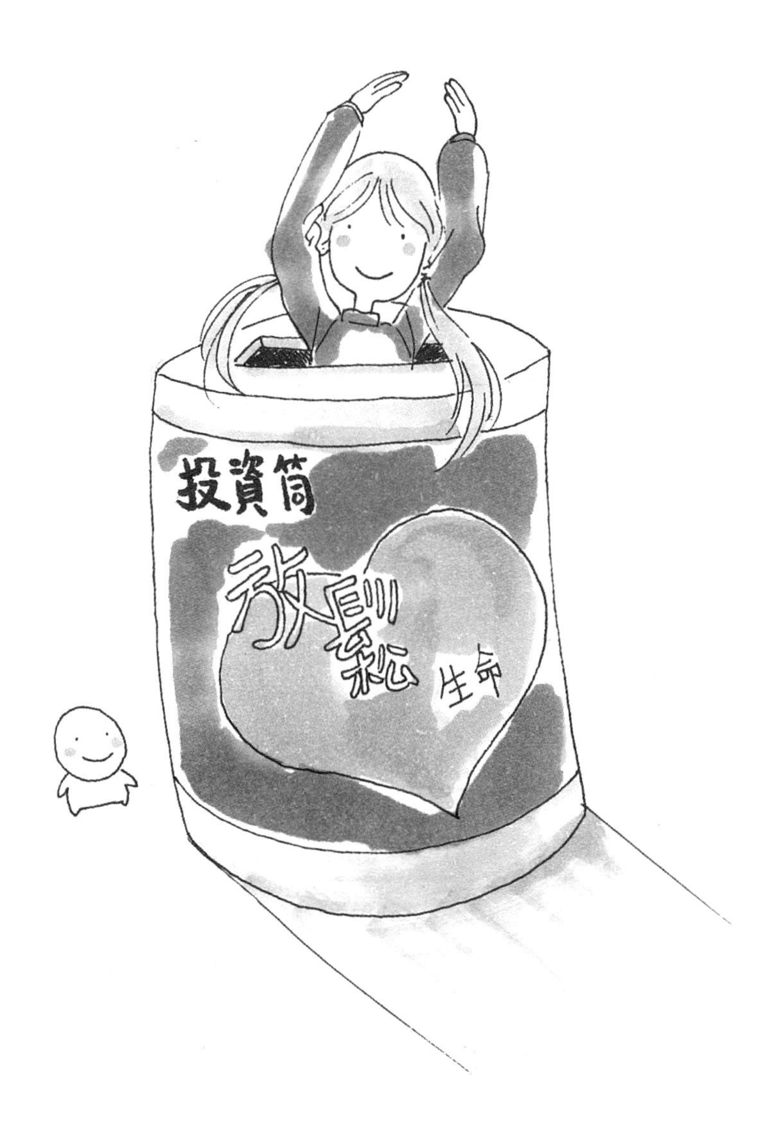

放鬆是最經濟的生命投資

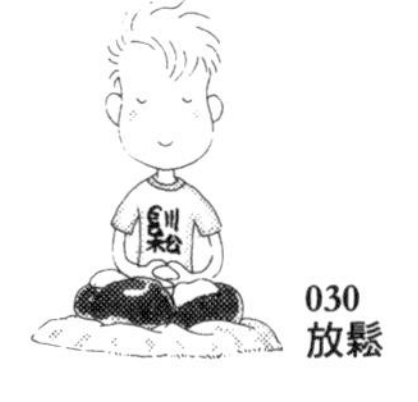

・放鬆——現代人身心解壓密碼

現代人所面臨的壓力比起古代大得太多了，其中最明顯易見的是生活的外在環境，我們可以從生態環境與社會環境來觀察。生態環境的壓力如工業污染、生態破壞、噪音污染等，以波斯灣戰爭為例，當時海面上大量旳原油燃燒，造成了整個地球生態氣候的改變。

而社會環境的壓力則包括了社會的價值觀、文化觀與國際關係等，例如核彈的威脅，是現代世界上每一個人共同的夢魘，而這潛在壓力卻是難以消除的。

由此我們可以了瞭，解現代人所面臨的壓力，已經不再是單純與局部的，而有國際化的趨向了。

當我們受到壓力源的刺激之後，產生了壓力，而每一次壓力在我們身心烙下的痕跡，又形成了個人下一次的壓力來源。例如：當我們回想自己曾經遭到老板或主管責罵的情景，即使當時可能忍氣吞聲，心中卻忿恨難消，事後如果再想起這段經驗，身心就會不自主的反應出忿怒與備戰的狀態。

當我們的身心受到壓力時，身體卻就變僵硬了，同時因心理的不平，而使呼吸急促，並且壓抑不敢表現出來，所以造成需氧量的不足，新陳代謝產生不良狀況。

之後，更影響循環系統，甚至內分泌系統。如果這壓力在心中留下深刻的烙痕時，長期下來，則會使我們的肌肉僵硬、骨骼硬化，增加內臟的負荷，同時也會使其內分泌失調，產生很多酸性毒素，最後導致神經衰弱。

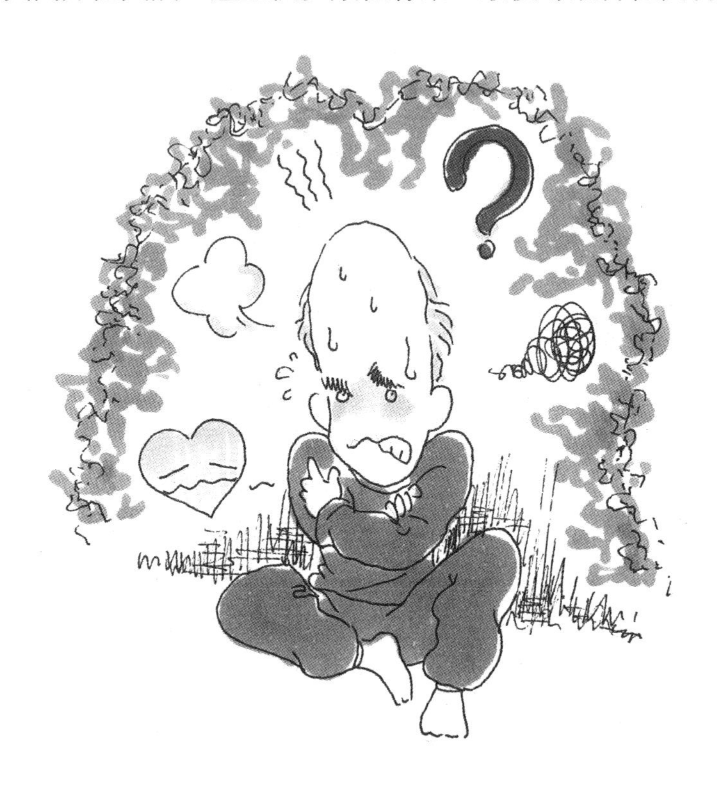

壓力過大的人經常有
健忘、脾氣暴躁、焦慮不安的現象

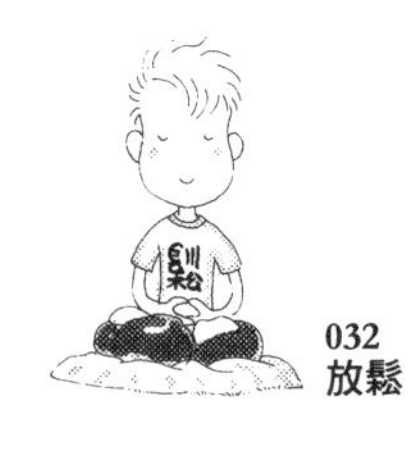

如果在每次受到壓力的時候，不將其徹底清除，那麼這種累積將形成惡性循環。而放鬆法正是現代人身心最佳的解壓密碼，只有身心隨時放鬆、柔軟，壓力才不會在身上留下痕跡。

・壓力檢測站

當我們的身心承受過多的壓力時，會顯現各種警訊。以下的小測驗可以幫助我們測量身心健康是否已經亮起紅燈。

請你回想一下自己近日的身心狀況，如果有下列所說的情形，就打√。

□1.是否經常注意力無法集中？

□2.是否經常忘東忘西？

□3.是否經常判斷有誤？

□4.是否經常感覺脾氣暴躁、容易生氣？

□5.是否經常緊張、焦慮不安？

□6.是否經常情緒低落，提不起精神？

□7.是否經常情緒容易激動？

□8.是否經常習慣孤單一人，不願意見人？

□9.是否經常有挫折感，感覺自己像個失敗者？

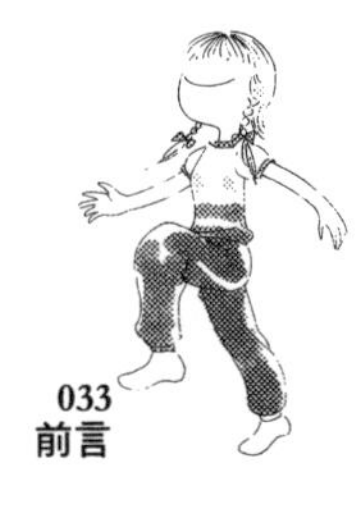

□10.是否經常昏昏欲睡，或晚上睡不著覺？

□11.是否經常晚上做夢？

□12.是否經常早上起床時，老是感到心情不愉快？

□13.是否容易頭昏沈沈的、腦筋很不清晰？

□14.是否感到眼睛很疲勞？

□15.是否容易肩膀或脖子僵硬或酸痛？

□16.是否容易肌肉繃緊又疼痛？

□17.是否容易消化不良、便秘或下痢？

□18.是否容易冒冷汗？

□19.是否容易感冒？

□21.是否常頭痛或偏頭痛？

□22.是否感到疲勞久久不消？

□23.是否容易做點事就容易感到疲倦？

□24.是否因為太忙而懶得運動？

現在請加總一下自己所打「√」的數量，如果有七~十二題，表示我們的身心已嚴重地受到壓力的侵害，常非需要學習放鬆。

如果你回答「是」的有四~六題，表示壓力的現象，已悄悄地在身上出現，學習本書的放鬆法，將有助於我們防範壓力侵害以及疾病的產生。

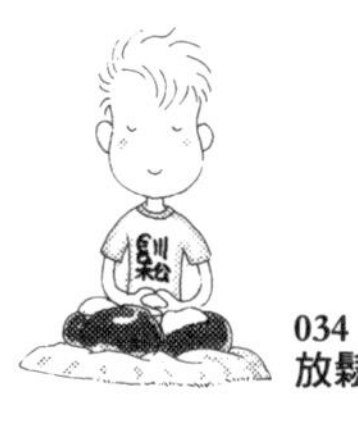

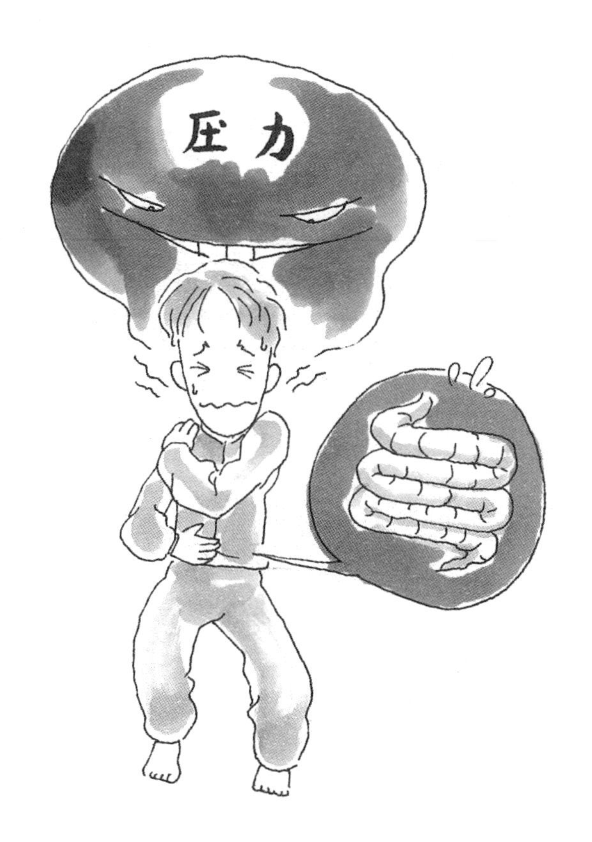

壓力顯現在身體上的痕跡，
有經常感到疲勞、肩頸僵硬痠痛、消化不良等

如果回答「是」的有三題或以下，那麼表示身心對壓力的承受程度良好。那麼本書的放鬆法，不僅可以使我們的身體更加健康，更能防止老化，使生命更加有活力，永保青春、健康。

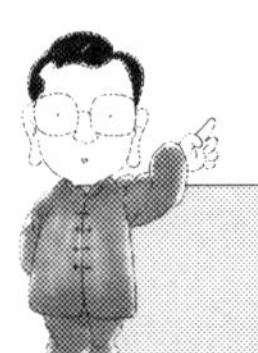

面對壓力的三種類型

一般人面對壓力時，大致上可以分為以下三種類型：

1.石頭型：採取硬碰硬的態度，當壓力超過負荷時，就崩潰了。

2.泥巴型：看起來很柔順，卻缺乏個性、缺乏主見，遇到壓力時多採取逆來順受的態度，壓力過了之後也無法恢復原狀。

3.海棉型：充滿柔軟與彈性，只有在壓力來時隨順壓力的因緣，壓力過後立刻恢復原狀，一點都不殘留壓力。

放鬆禪法，讓你成為既柔軟又有彈性的海棉，在壓力中任運自在，遇到壓力時能隨順環境又保有個性。

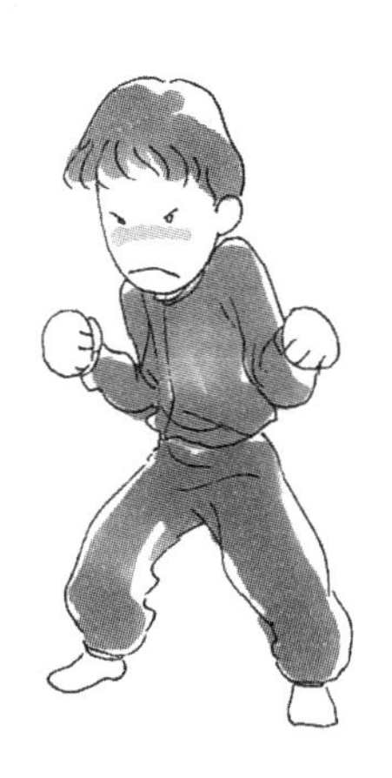

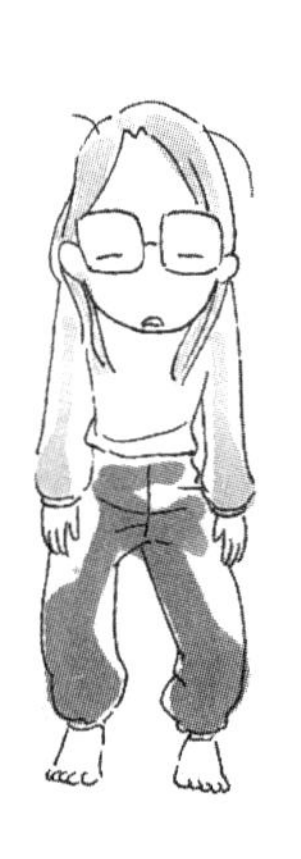

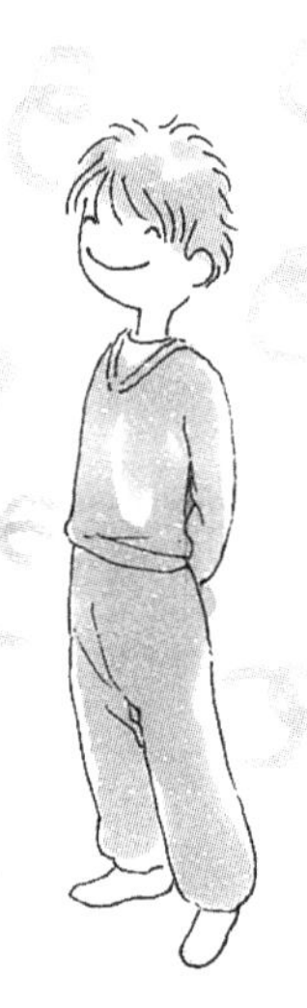

石頭、泥巴和海棉，是我們一般人面對壓力的三種狀態

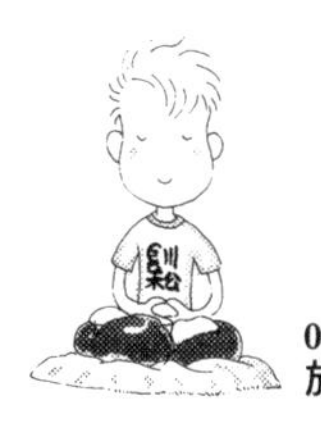

3 放鬆禪法
人類身心再革命

・邁向圓滿的身心演化

我們的身心由於在生命發展過程中，對自我的執著與保護，造成無時無刻都處在緊張的狀況，結果，在成長過程中就逐漸僵化。

這種僵化不只使我們的骨骼僵硬，也常常因為在生活過程中，不能和諧使用我們的身體，而使身心處處顯現出不平衡、不統一的現象，以骨骼的結構為例，這種不平衡造成了骨骼間接合的不圓滿。而我執緊張的結果，又使得骨骼間緊緊結合不放，造成身體結合的障礙。

其實，人類的身心還沒有完全進化，還有再進化的可能。可是我們現在，不但沒有讓身體更增上，反而不間斷的耗損身體，減損天年。

我們可以觀察佛陀的身相，佛身具足三十二相八十種好，是人類生理發展的最理想狀況。佛身不只在造型上十分莊嚴圓滿，而且在人體的構造上符合物理運動的原則，可以說是人類身體最圓滿的進化型態。

我們觀察佛身，在外形上，能讓正常人欣喜接受，在比例結構上，讓人感覺到十分的莊嚴；在生理構造上，讓自身感覺舒適自在，身體不易疲累；而在運動上，也能運用最大力量，產生最大的功能。

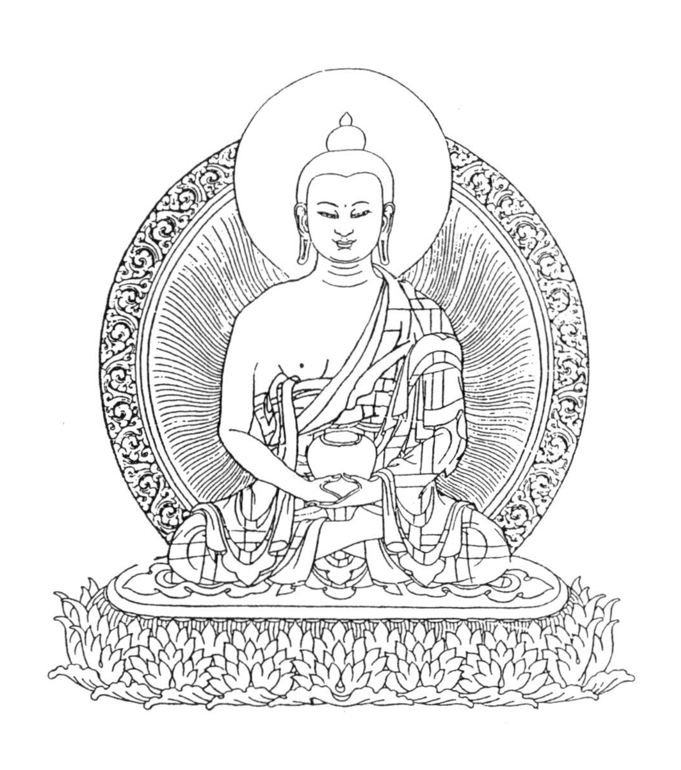

佛身是人類身心最圓滿的進化型態

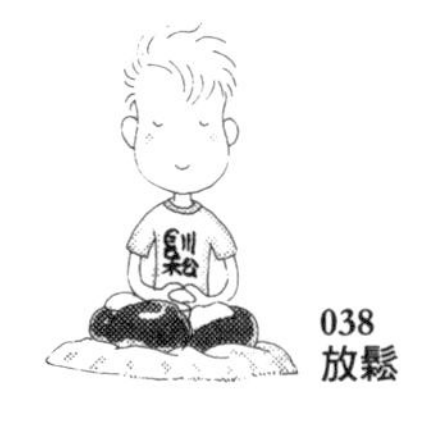

如何讓身我們的身心達到這種圓滿的進化呢？只有身心徹底的放鬆，讓生命執著的根源解套，才能達到這種圓滿的境界！

·與壓力和諧共舞

許多人常把自己的身心處在兩極的狀況——極度的緊張與極度的鬆弛。在這種兩極的狀況下，我們不只無法體會人生的美妙，而且是與養生的原則相違背的。

當琴調在鬆緊適度的時候，我們能聽到美妙的雅音；生命就像高山、低谷、綠地、流水一樣充滿了各種自由自在的喜悅變化。

過緊的琴弦，容易斷裂；過鬆的琴弦，無法彈奏旋律；一來傷害生命，二來浪費生命。而生命正是人生中唯一不可追回的消耗品。

適度的壓力或緊張，在現實的生活中，可以幫助我們達成工作的目標，而在長遠的人生旅途上，也可激勵我們不斷地走向生命的完美與自由。

但是，要能自在運用壓力，只有徹底的放鬆，只有真正的放下，才能全部的提起。

面對現代壓力越來越大的環境，我們只有增強自己

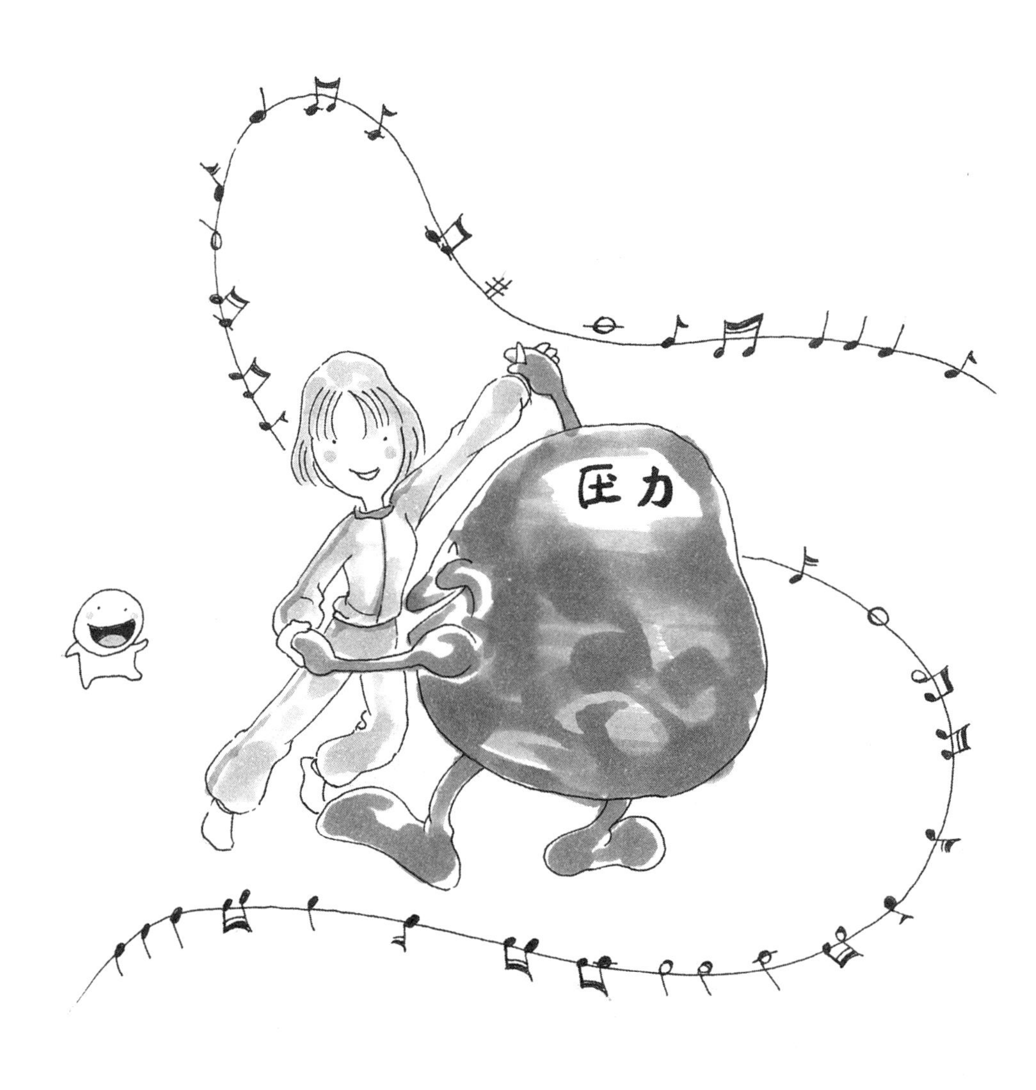

與壓力和諧共舞

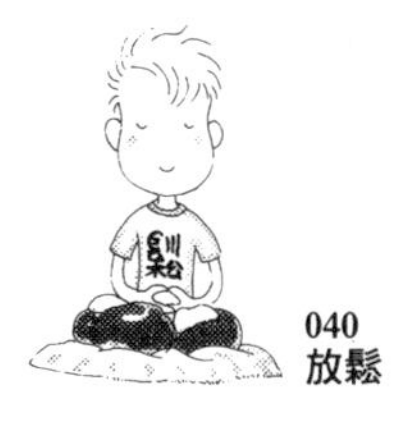

的身心，才是根本的解決之道！就如同要一個七、八歲的小孩去揮舞百斤重的大錘，不但無法揮舞出其中的妙處，甚至還會將自己打得頭破血流，但如果舞錘者是大力士的話，那就易如反掌，且能將精微巧妙之處，發揮的淋漓盡致。

不管外相上是如何的顯現，一個懂得鬆緊適度的人，才具備了生命的睿智。外在一切的相應都是在當下完成，宛如「船過水無痕，鳥飛空無邊」一般，我們的心中，時時放鬆自在，時時空靈活潑，以平常心智慧地生活在人間。

讓我們身心完全放下，生命恆處在鬆緊適度的狀況吧！讓人生就像游走琴弦般地自在，有高山、有低谷，有泉水、有綠木、有晴空、有風拂，工作時就奏出壯麗的天樂鳴空，休閒時就吟出泉水的低語淙淙，讓生命就像詩、像畫一般，揮灑出璨麗的色彩、自由自在的扮演一個人生的藝術家！

・徹底的生命自由

生命因為自我的執著，而產生了我們肉身的存在，也成為我們身心緊張與壓力的根源。

而放鬆禪法，正是讓我們要從不斷的練習放鬆中，逐漸的將身心的執著一層一層的鬆開去除，到最後甚至

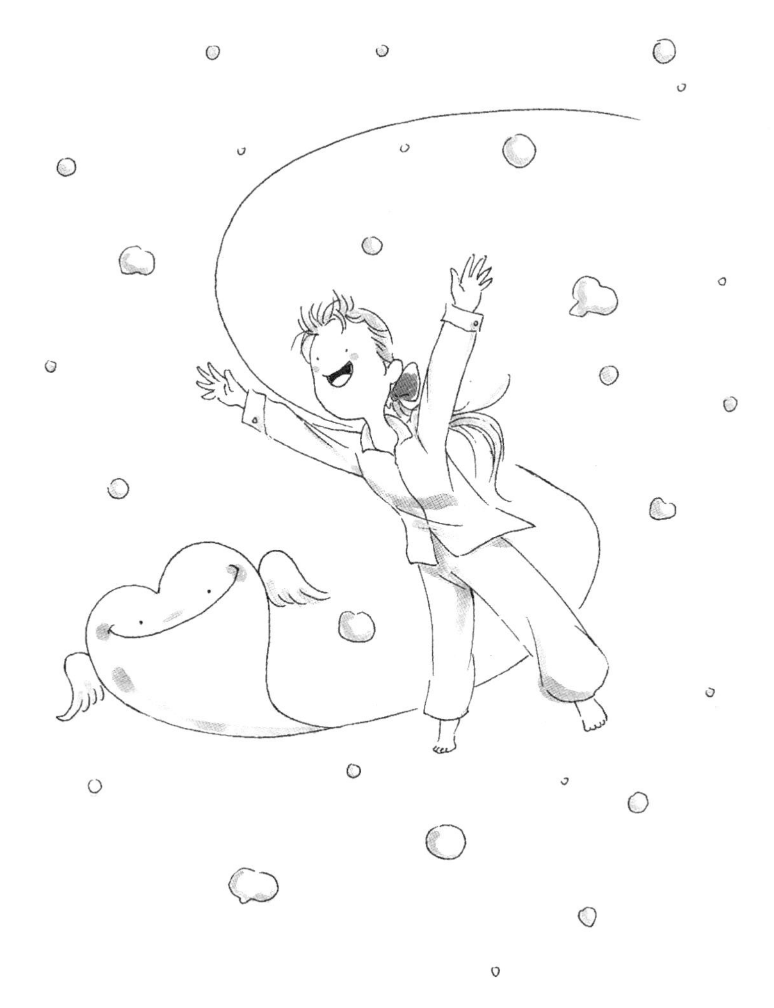

心、身、境都放鬆開了，達到徹底的生命自由

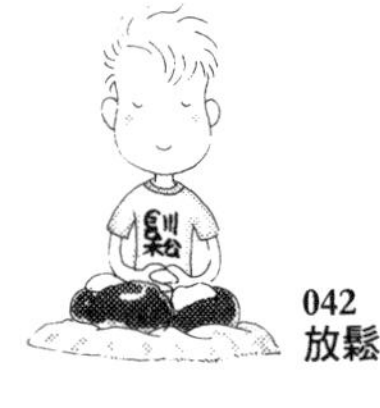

連意識最深層的生命慣性都已鬆開了。這時，我們終於會了知這個世界，是真實與虛幻相對或的存在，如此才具備了生命的無限自由，即解脫與自在。

一個生命自由的人，不會再有慣性的動作，不再從一切的外相中產生煩惱，他的每一個念頭都是獨立的，都是圓滿的，都是相應於緣起的。有了這種境界，也就有了所謂般若的智慧，這就是六祖慧能大師所謂的「無念」，也就是「念念不為念念所縛」。

無念，就沒有制約，每一個念頭都是當下，每一個念頭不再控制著下一個念頭。心，徹底鬆開了；身，也鬆開了；境，也鬆開了，達到生命徹底的自由。

・慈悲與智慧再昇華

一個學習放鬆的人，身心將逐漸健康與清淨安寧，並且能時常生起慈愛友恕的心，對一切生命視同手足，逐漸遠離貪欲、瞋恚與痴迷，而將之轉換成慈悲、智慧與信賴。

所以，學習放鬆可以改善人的內心世界，使我們更敏銳、明晰，更有睿智與遠見，等到每個人都有深刻的放鬆體驗時，愛「人」、愛「世界」將成為一種常態。

前面所說佛身的形成，也就是心靈徹底放鬆後的完全淨化，充滿了悲心與智慧，以之穿透氣、脈、身，使之完全清淨無染、柔軟沒有障礙而成就的。

例如，佛身有頂髻（無見頂相），正是智慧圓滿，腦部功能完全進化後所產生的現象。而佛身皮膚細滑平滿猶如嬰兒，是氣機充滿，身體沒有任何阻塞而形成的。所以，佛身是放鬆圓滿的自然產物，也是悲心與智慧圓成的象徵。

提升人類的身心世界，並依此而不斷地改善外在的世界，使之趨於圓滿、至善，這才是人類進化的正常途徑。放鬆是轉化人類身心的關鍵，也是人類未來的新希望！

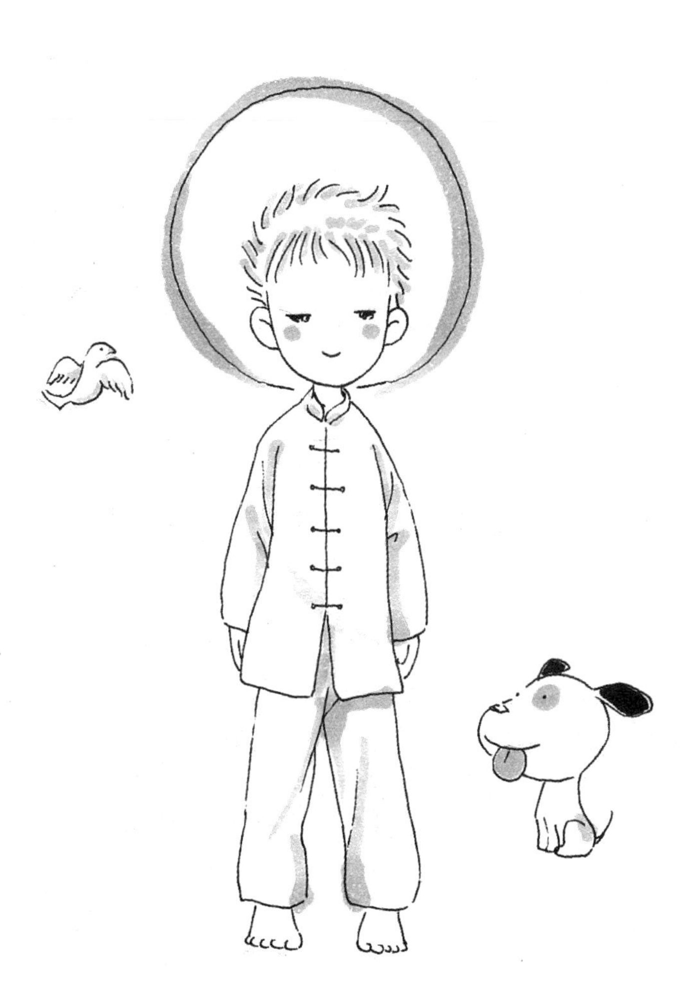

放鬆使我們更敏銳、睿智、更慈悲、詳和

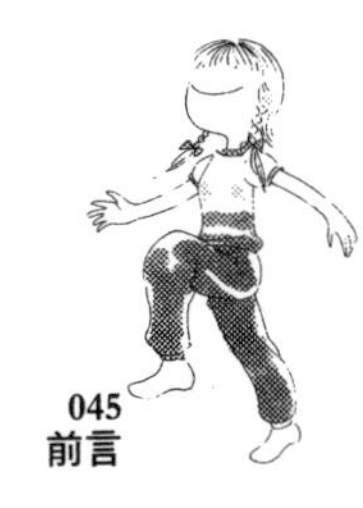

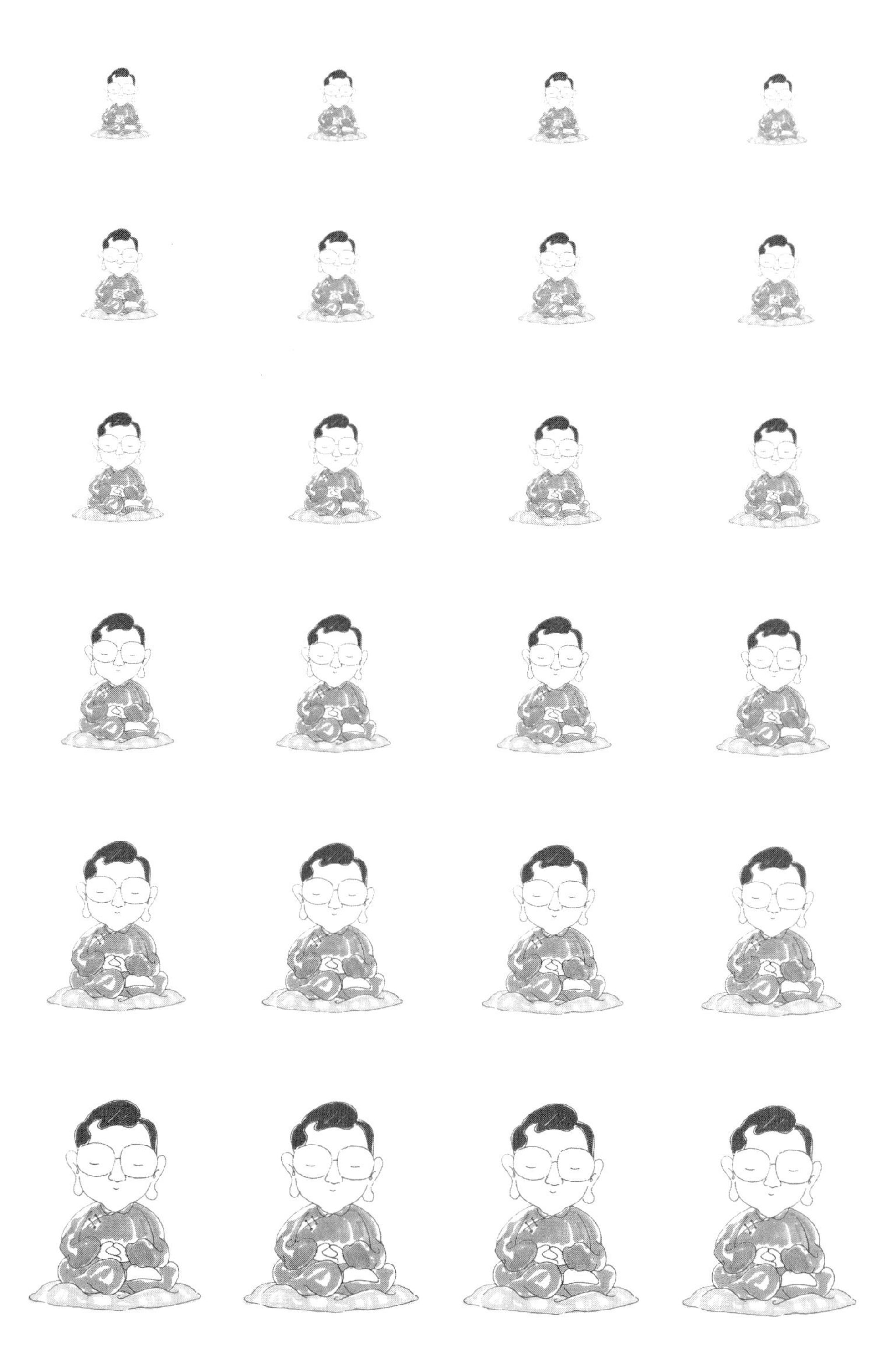

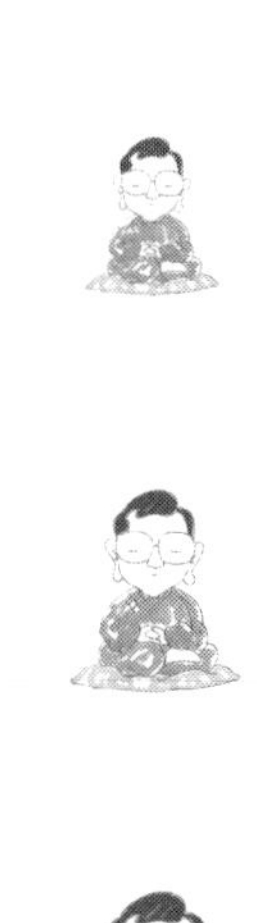
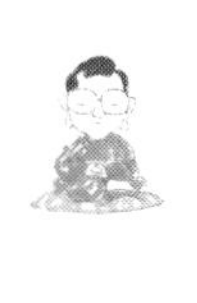
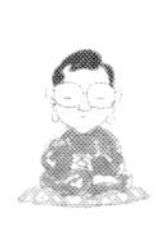
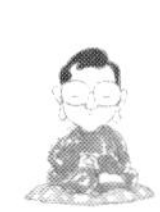
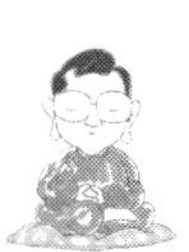
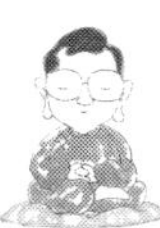
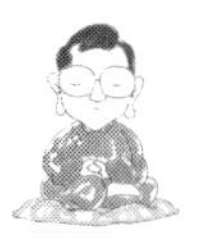
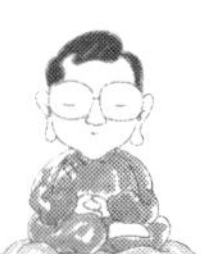
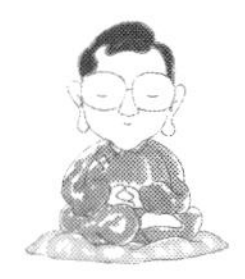
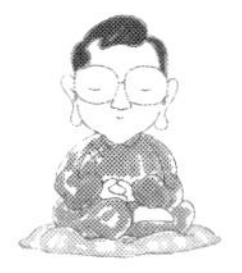
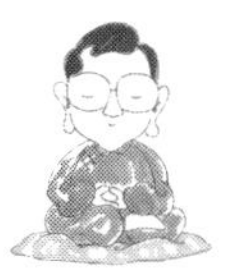
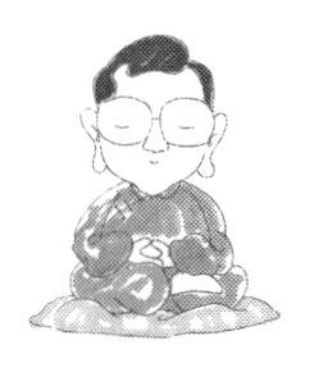
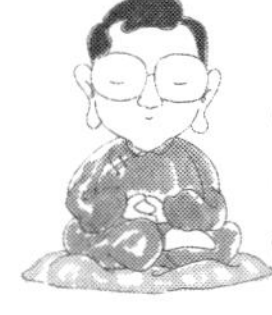

PART………❶

理論及要訣

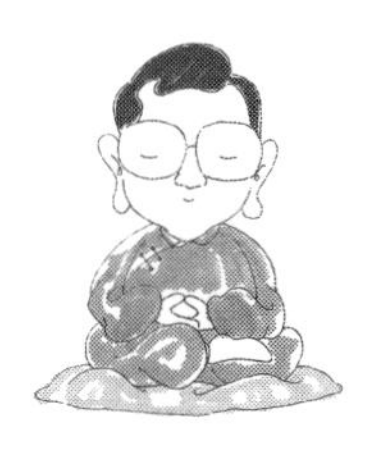
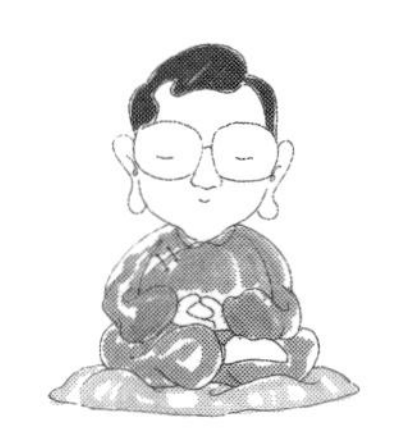
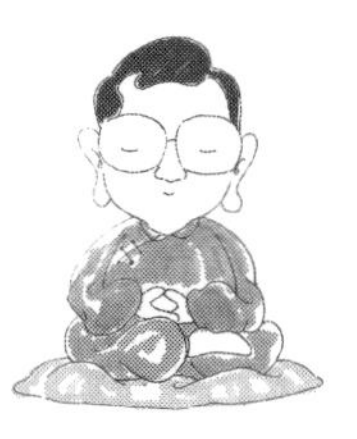
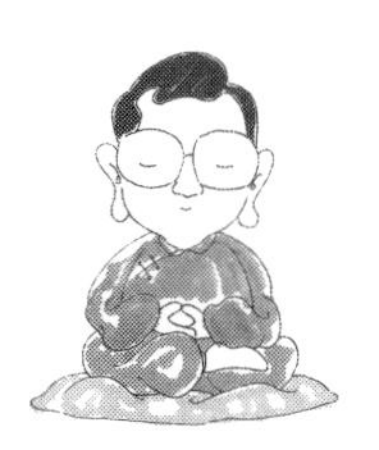
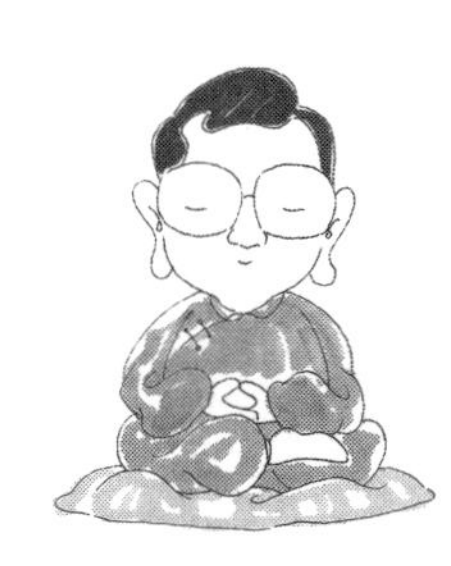
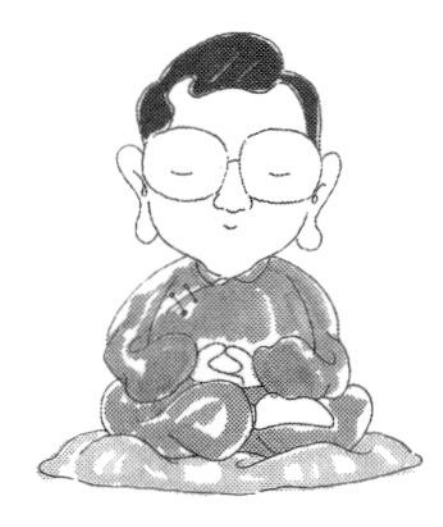
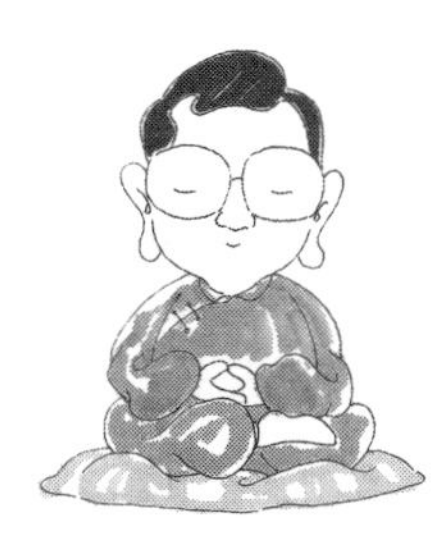
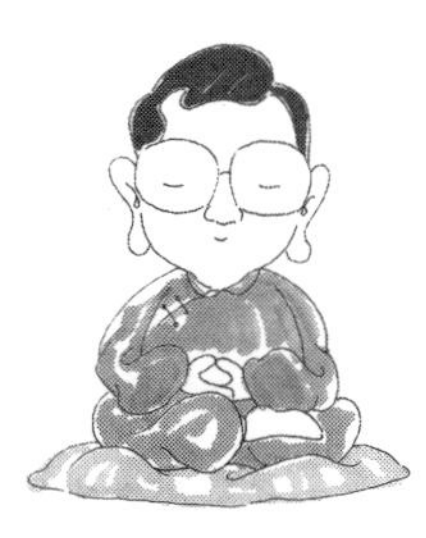

1 宇宙與自身五大元素的轉換

在進入放鬆禪法的學習之前，首先我們要了解宇宙及自身五大元素的轉換。

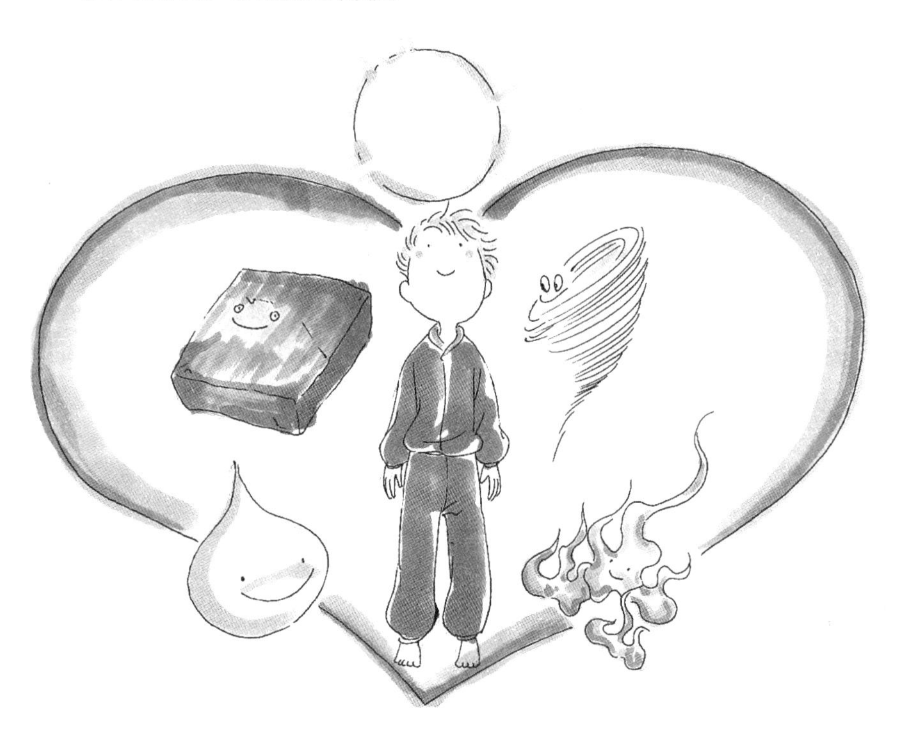

放鬆禪法的原理是依據構成身心的
地、水、火、風、空等五大元素而形成

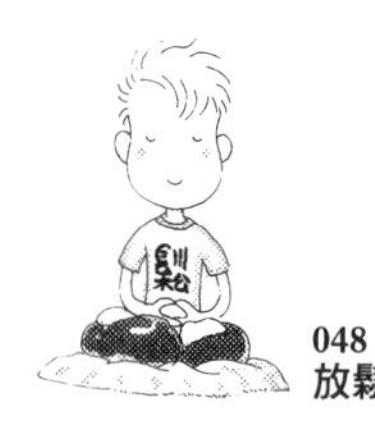

台北郵政第26～341號信箱

全佛文化事業有限公司

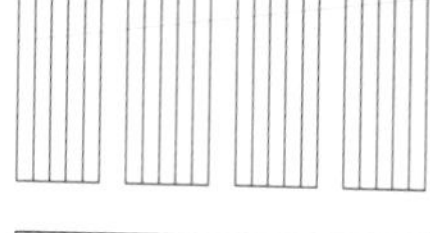

廣告回信
台灣北區郵政管理局登記證
北台字第8490號

地址：　　市／縣　　鄉鎮／市區

請寫郵遞區號……

路（街）　段　巷　弄　號　樓

姓名：

全佛文化事業有限公司
讀者回函卡

請將此回函卡寄回，我們將不定期地寄給您最新的出版資訊與活動。

購買書名：__________

購買書店：__________

姓　　名：__________　性　　別：□男　□女

住　　址：__________

E-mail：

連絡電話：(O)__________　(H)__________

出生年月日：______年______月______日

學　　歷：1.□高中及高中以下　2.□專科　3.□大學　4.□研究所及以上

職　　業：1.□高中生　2.□大學生　3.□資訊業　4.□工　5.□商
6.□服務業　7.□軍警公教　8.□自由業及專業　9.□其他____
職務：______　修持法門：______　依止道場：______

本書吸引您主要的原因：
1.□題材　2.□封面設計　3.□書名　4.□文字內容　5.□圖表
6.□作者　7.□出版社　8.□其他__________

本書的內容或設計您最滿意的是：

____

對我們的建議：

____

本書所教授的放鬆禪法，所根據的理論基礎，最主要是建立在兩個系統上面：一是物質的元素性，也就是從最粗重到最細微的物質轉變次序——地、水、火、風、空五大；二是從最裏層的心擴展到整個外境，也就是心、氣、脈、身、境。

放鬆方法透過這兩個系統的互相交織，使我們現實存在的身心，能在有次第的放鬆之下，不但能使身體健康，心靈昇華，更能漸漸契入宇宙的實相，進而達到身心進化的目的。

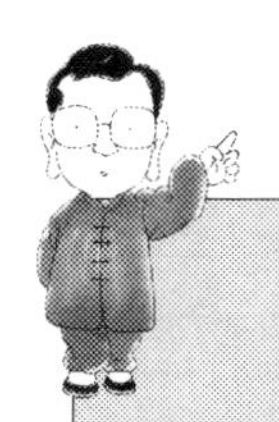

構成宇宙及自身的五大元素

在佛教中，將構成宇宙及我們自身的元素，分成五種：

・地大：顯現堅固、不動特性的實體，如骨骼、肌肉等。

・水大：顯現清涼、流動的特性，如血液、內分泌。

・火大：顯現熾熱、昇騰特性的能量，如體溫。

・風大：顯現移動、轉移的動力，如呼吸。

・空大：顯現空虛、無限的含容力，如含容身體的空間及體內的空隙。

這五種元素構成了宇宙的物質現象及我們自身。這五大不是單獨的存在，而是交互的融入，所以水中有火、地中有水。如我們身體的地大（骨骼、肌肉）就含有水份（水）、火、風、空，而其他四大也是如此。

這五種元素雖然能夠交融，但顯現上還是要有一定的次第與平衡，否則身體會因五大失調而產生疾病。所以，透過放鬆對五大的調鍊、控制，一方面可以讓我們對身心產生自在轉換的強大能力，另一方面能夠讓我們的身心保持康健。在需要時，放鬆也可以成為對治五大所產生疾病的方法。

而這五大的存在是來自意識的了別能力，所以五大加上意識的識大，就成為六大。而由意識中產生對宇宙、人生正確的知識見地，形成正見，則稱為七大。由正見指導著意識，由意識指揮五大做正確的運作，則是使生命圓滿的正確道路。

其實五大是意識的幻影，只有相對性的實存幻影。我們了解五大如幻、意識也如幻，在放鬆時依據正見則能夠自由轉換五大，使身體在如幻中全然化成地大或是水、火、風、空等其他四大，達到進化身心的目的。

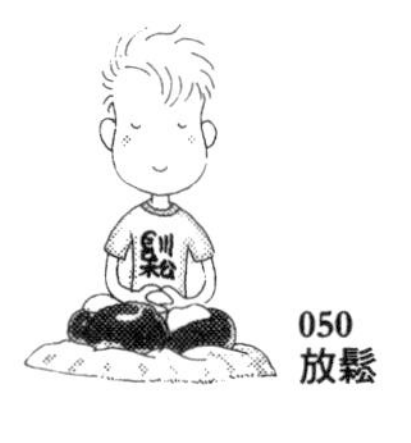

2 心、氣、脈、身、境

了解了這五大元素之後，我們再來觀察自己的身心。

心、氣、脈、身、境是我們統攝掌握自我身心與外在世間的完整次第。

什麼是心、氣、脈、身、境呢？

心是指我們的心意識，心意識的相續執著的運作，產生運動的力量就是氣；而氣不斷運動的軌跡則形成脈；而脈氣的相續造作，產生支分的實體化，則形成了明點（如內分泌）、各種器官與身體。而心、氣、脈、身所投射於外界的時空情境與其他生命的心意識交互映成，則形成外界相對性的客觀世界，這就是境。

我們把進化身心的基本心要，匯集成五大口訣，就是⑴心如；⑵氣鬆；⑶脈柔；⑷身空；⑸境幻（境圓）。這五者由心的細微到身、境的具相，可說是包含了放鬆所要成就的一切範疇。現在簡介如下：

· 心如

「如」就是實際，如其本相。也就是心意識在觀照萬事萬物時，都能如其本然的實相，而不加以絲毫的扭曲，也不使心靈受到任何的制約，只是顯現萬事萬物的本相而已。

所以，心如就是心無所執著，不受制約，而能像《金剛經》所說的「應無所住」，這時照見萬物，就不會扭曲變相，所以才能如其實相「而生其心」。人類生

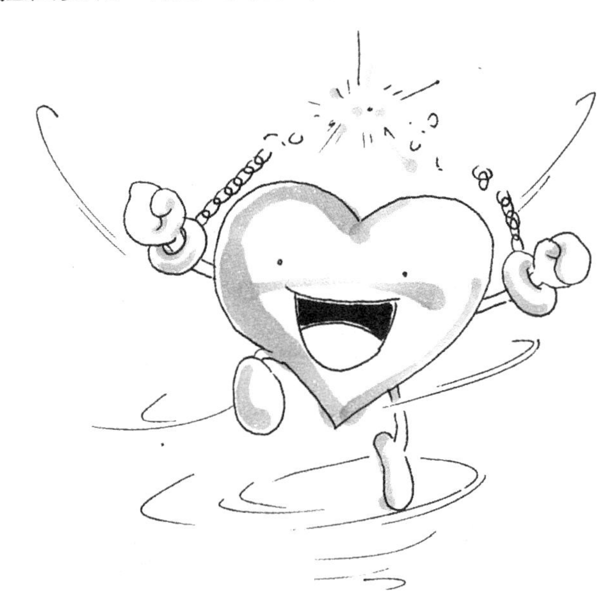

心如就是心無所執著，不受制約

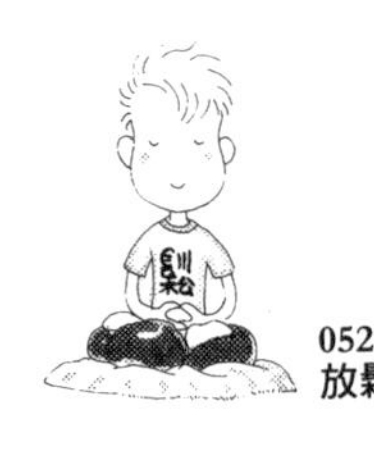

命的觀照功能，是緣起條件所聚合，是如幻的，所以只要如其本然，了知如幻，就能使心力發揮到極致。

· 氣鬆

我們心意識的流動力量，形成氣機的流走，而我們的心如同國王，氣就如同大王所騎的馬，心氣常相聚在

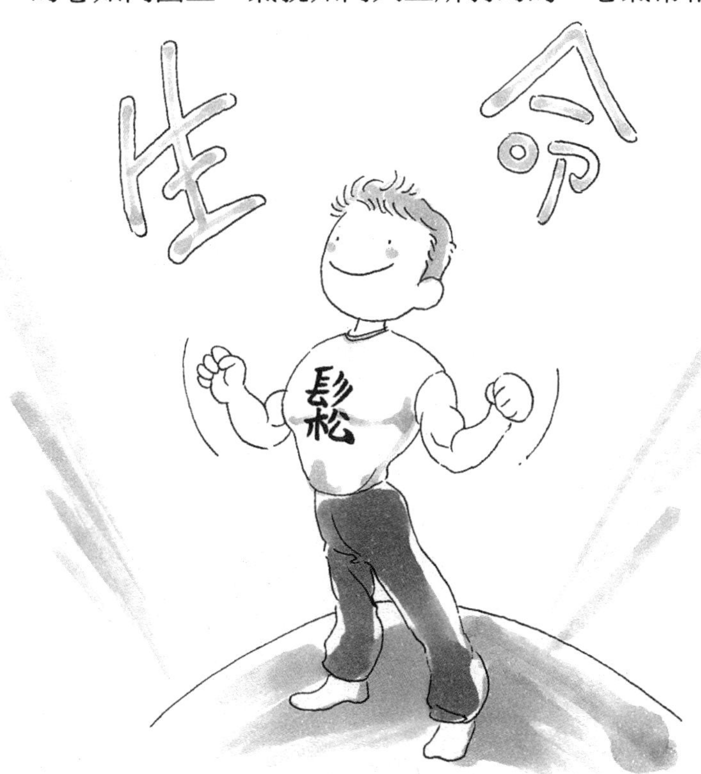

氣鬆則身心無病，生命力旺盛

一起。而氣要轉動自如，必須要放鬆，才能產生最大的力量。而這個氣機，最可以直接觀察的，就是我們的呼吸。

當我們的呼吸放鬆時，才能自由自在的支援身體的每一個細胞的生命能量，並且使其充足圓滿，具足生命進化增上的能量。

所以，如果能氣鬆如此身心就無病，生命力也就旺盛；而且徹底的放鬆就沒有執著，一執著就會產生緊張對立，對身心只有百害而無一利。

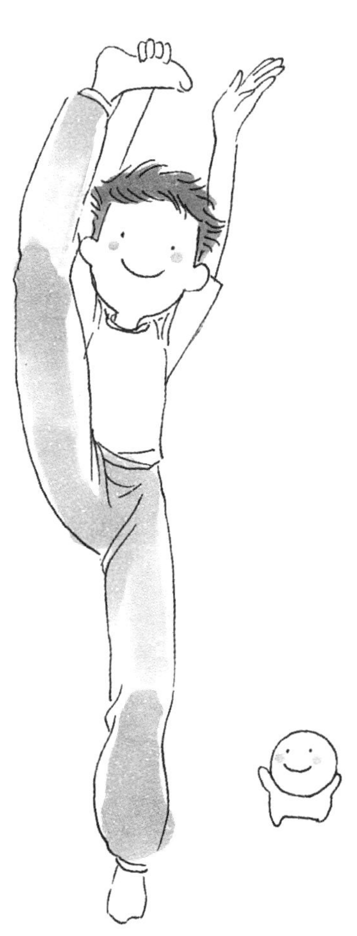

脈能柔軟，則氣機通暢、充足，體康心健

·脈柔

氣的通道就是脈，如果脈阻塞，氣就無法通行，則身體百病叢生；如果身上的脈僵硬的話，就容易脆裂，

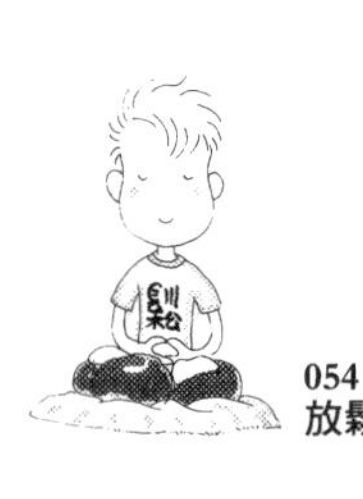

氣息不順暢，不能有力推動生命力量。

所以，脈要柔軟，如此氣機則通暢、充足、洪大，身體的任何一支分都能氣血圓潤，體康心健。要脈柔必須使脈不硬不脆，使脈充滿彈性韌性。

如果讓脈道不執著、不用力，那麼脈就不會緊張、僵硬，也不容易脆裂。只有在脈自在沒有執著的狀況下，才能顯現廣大的柔軟。

・身空

只有空能無有阻塞而且含容萬物。如果我們的生理器官僵塞緊張的話，則身體容易百病叢生。

因此我們要把身體放空，則四通八達；毛孔放空，則氣息通流；血脈通暢，則氣機旺盛。如果能空身，如此一切疾病就會止息，也容易進化成就。

・境幻（境圓）

外在環境是我們每個人共同的意識行為所成，雖然較難改變，但其中自身所造作的自業部分，卻可以透過如幻的認識，比較容易隨心所轉。所以我們了知外境是虛幻不實的，就可做為以心轉換外界環境的準備。

所以，心、氣、脈、身、境根本是一貫且同體一如的，都是心意識的影子，但心意識也受到外境的反射而轉換，彼此交互的投射。

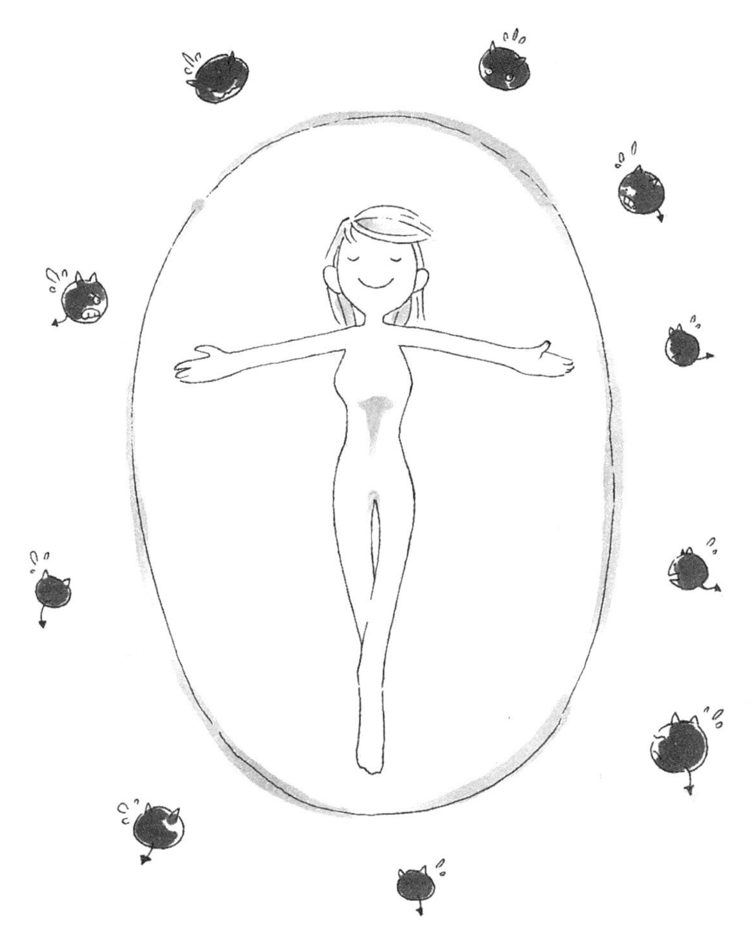

把身體放空，則氣息通漂，無有疾病

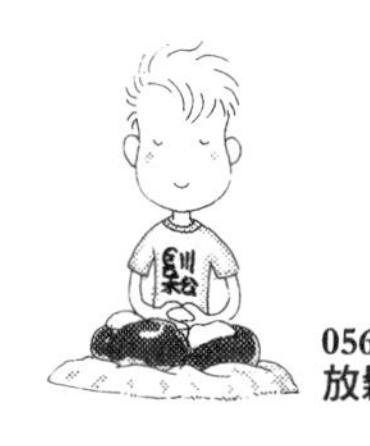

我們如果能掌握到一切現象都是如幻的，如此身體必然能夠在適當的條件下轉換。而心、氣、脈、身、境如何統一呢？我們在放鬆時，透過正見的智慧導引，必

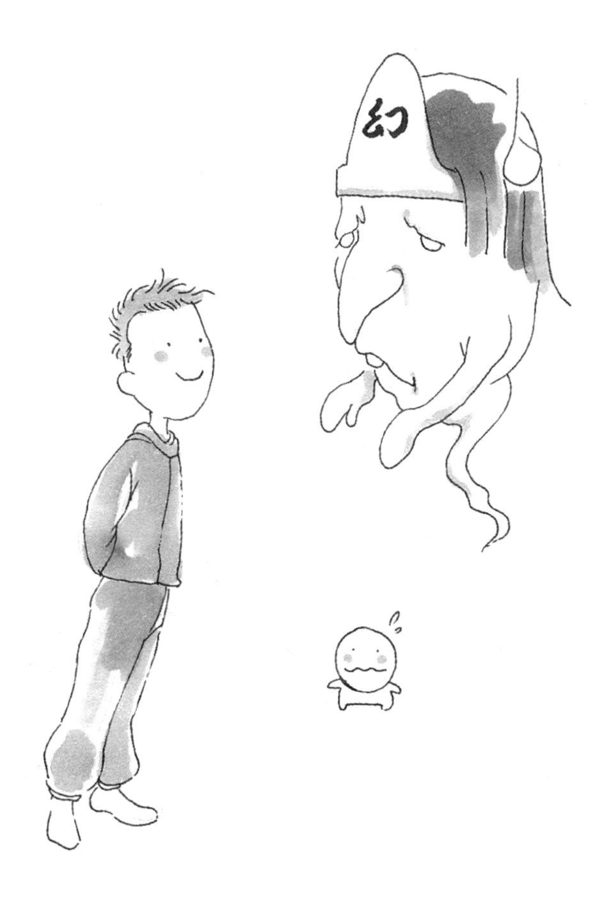

了解外境是虛幻不實的，就能以心轉境

能影響氣、脈的運作，甚至改變我們外在的生理形象，成為有效的生命進化技術。

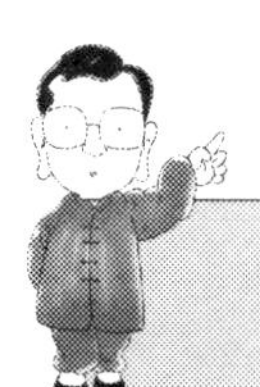

放鬆身心的五大口訣

1.心如：心在觀察萬事萬物時，能如其本相，不加扭曲。

2.氣鬆：呼吸、氣機完全放鬆。

3.脈柔：脈柔軟則氣機通暢，氣血圓潤。

4.身空：身放空則四通八達，氣息通流，百病不生。

5.境幻：對外境有如幻的了解，就比較容易改變外境。

3 放鬆的順序

放鬆法的順序，我們可以從三個方面來切入：由上往下，由粗而細，由心到境三個方向。

・由上往下

在每個身體放鬆的階段中，都是由頭到腳放鬆開來。

由上往下的目的，最主要的是把身體內的濁氣下降排除，並且可使我們的注意力不會集中在頭部，增加頭部壓力，火氣也不易上升。

・由粗而細

如果以地、水、火、風、空五個元素來觀察，我們的身體最粗重的部分是屬於地大的元素。首先，我們從地大元素開始放鬆。我們的身體中，屬於地大者，又以骨頭最為粗重。

先想像將骨頭鬆開，再來讓它正確而放鬆的組合。

再來是肌肉，從外層的肌肉到內層的肌肉、內部的五臟六腑、整個氣脈，最後到每一個細胞都放鬆開來。而我們的血管、氣脈、所有的器官，以及全身細胞，這都是屬於地大。

地大放鬆之後，再來是水大，我們觀想整個身體從頭到腳，每一個細胞都逐漸化成清澈的水泡。然後，這些清澈的水泡，開始產生能量，而漸漸分解成水氣，火大與風大也就是代表著能量與水氣。

最後將整個身體放鬆變成空大，再放鬆我們的意識，就是從觀察過去心、現在心、未來心三心的不可得，使整個身心的糾纏完全脫落，達到生命自由的境界。

整個放鬆禪法是依據六大元素的組合原理，由粗而細的從最粗重的地大到水大、到火大、到風大、到空大、最後到識大這樣的身心轉變，以達到徹底放鬆的目的。

・由心到境

本書的放鬆禪法，基本上是要從我們的心穿透到整個外境，使我們在身心與環境上，能夠迅速得到平衡與統一。基本上，在一般放鬆法中，都會包括身體、呼吸及心理三方面，但是一個徹底放鬆的人，本身應該更擴

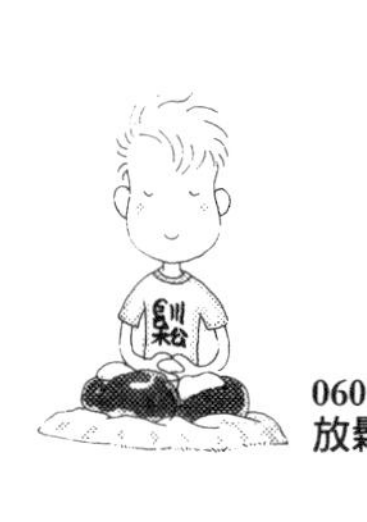

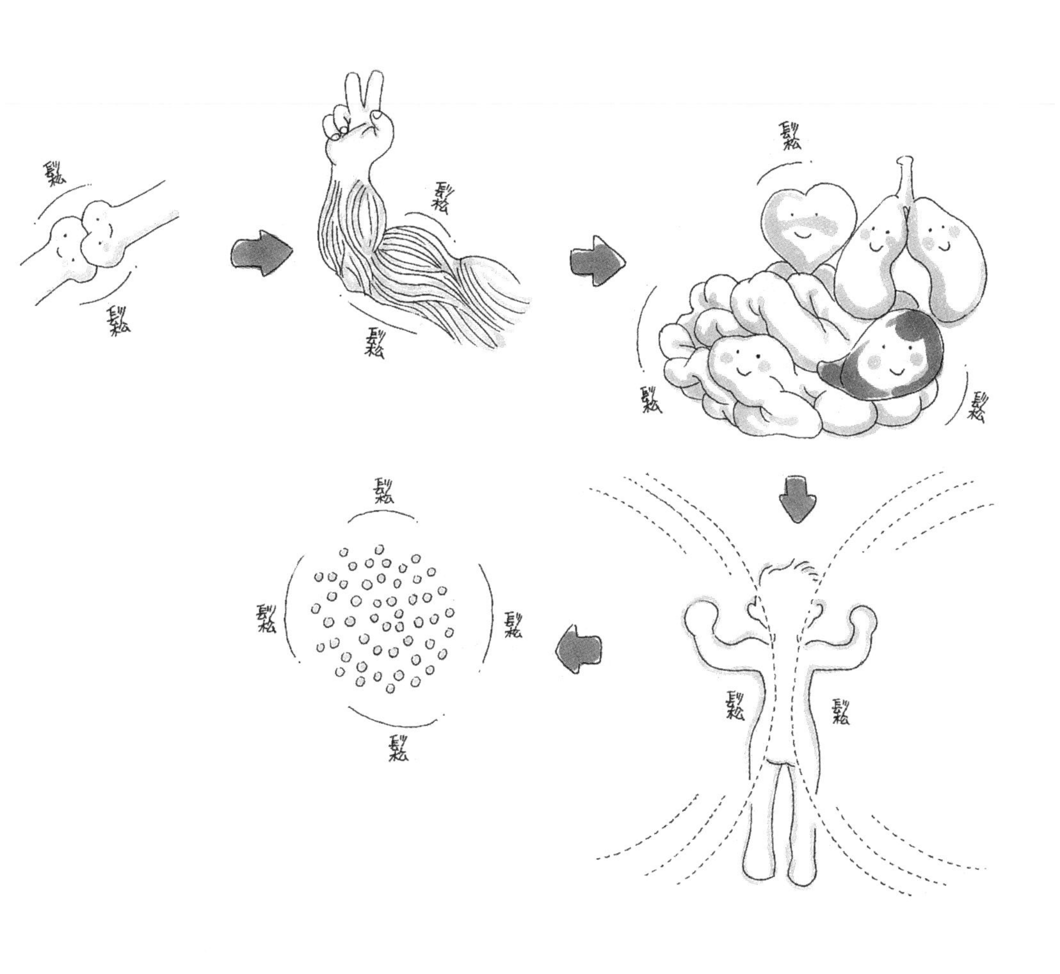

身體的放鬆順序：從骨頭→肌肉→五臟六腑→氣脈→每一個細胞

大到整個環境，所以行、住、坐、臥都在「鬆」的境界當中。

放鬆，不是一種觀念，也不是只是一種使我們的身心能夠調合的方法而已，而是能在身、心的統一裏面，讓我們的心力，能穿透而影響外境，當影響外境時，又不會擾亂了我們放鬆的根本。

我們在現代的世界裏面，感覺到自己愈來愈渺小，尤其是個人的力量要面對整個大環境時，是愈來愈不可能了。所以說，沒有環境整體的改善，個人的身心將很難得到健全與平衡發展。

基於這樣的理念，我們在整個身心的穿透上面，從心的最微細處開始放鬆，達到心如、氣鬆、脈柔、身空、境幻的放鬆境界。

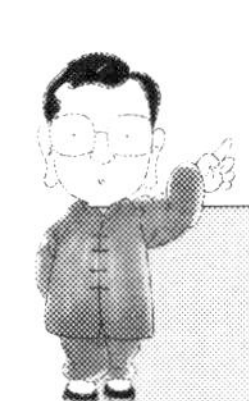

放鬆身心的口訣

1.由上到下：從頭開始，次第放鬆到兩腳。

2.由粗到細：從最粗重的骨骼開始放鬆，到肌膚、內臟、細胞，再化成水、空氣，最後化為光明。

3.由心到境：從心的放鬆穿透到整個外境。

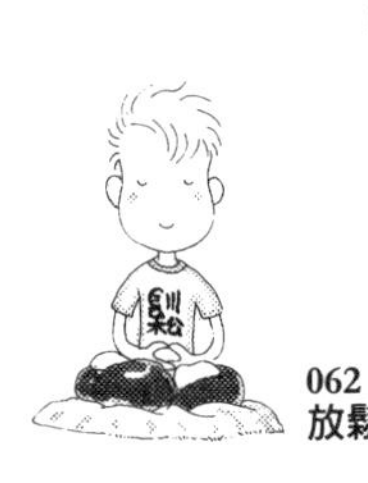

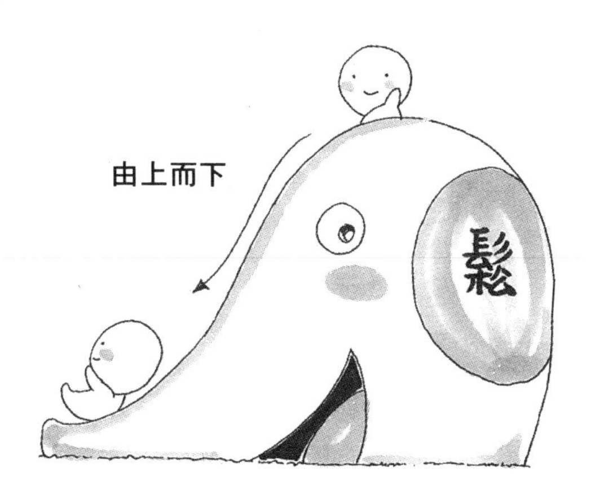

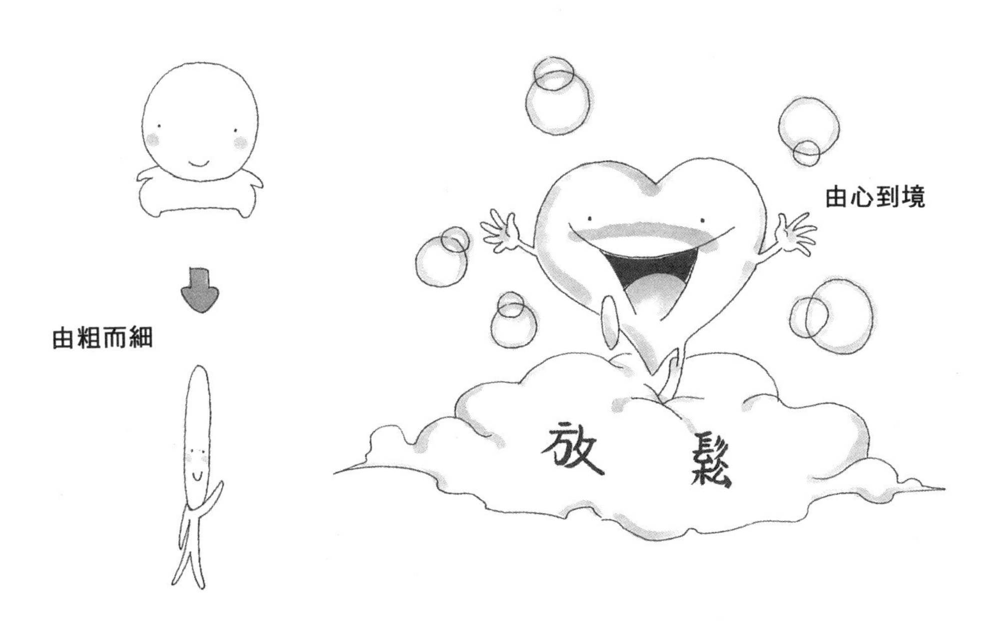

放鬆身心：由上而下，由粗而細，由心到境

4 體會放鬆的秘訣

在練習放鬆時，有的人因為長期習慣緊張，無法體會放鬆的感覺，利用以下的秘訣，可以幫助我們體會放鬆的感覺。

・觀察海棉

放鬆不是刻意的以另一種力量使身體的某一部分放鬆；刻意的如此做，反而將產生拉扯的現象，甚至可能造成更緊張的現象。

放鬆的根本要訣，我們可以從觀察海棉得到啟發。有些人由於不能正確掌握到放鬆的要訣，甚至愈想放鬆愈緊張，這是不必要的。我們可以用海棉來幫助自己體會放鬆。

現在，我們手上抓著一塊海棉，手一用力抓緊，海棉就縮成一團；現在要讓海棉鬆開，不是一面用力擠壓，一面又要將海棉扯鬆；這樣是錯誤的，不只不能讓海棉鬆開，甚至將會使海棉局部更加緊縮。正確的方法

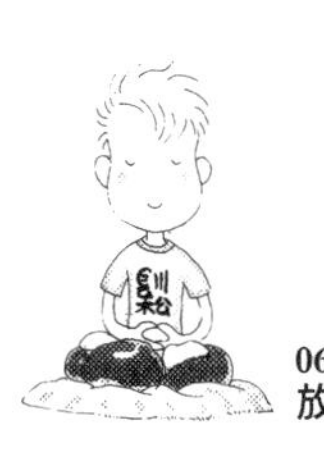

是將海棉上的壓力放開，海棉就自然恢復原狀了。所以應該是將手放開，才是正確的方法。

放鬆也是一樣，是把加諸於我們身心上的壓力放開，而不是與其相互拉扯；所以，當我們面對壓力時，放鬆的秘訣就是直接讓我們的骨骼、肌肉直接放鬆，使其壓力解除時能像海棉一樣的鬆開。

有些放鬆方法建議大家先將肌肉緊張，然後慢慢放

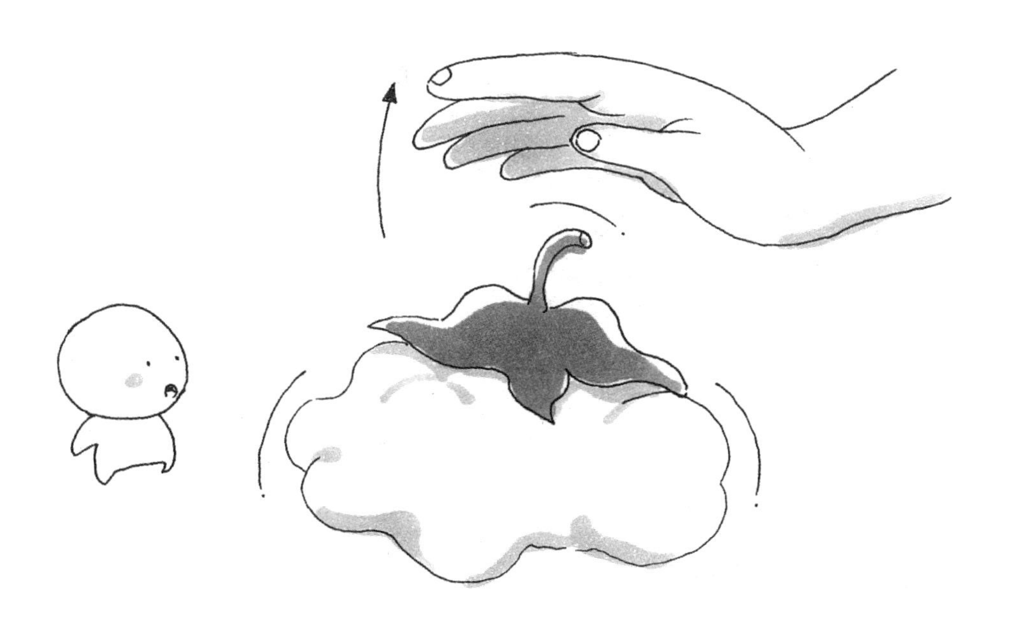

放鬆身心的祕訣，就如同自然鬆開放壓的海棉一般

鬆；這雖然可以讓我們稍為體會放鬆的感覺，但並不徹底，而且無法導入更深的骨骼、內臟的放鬆。

再者，真正的放鬆，不是鬆垮垮的塌掉了。因為身體的每一個部分都放鬆時，會讓我們像海棉或氣球吹氣一般，內外充足。所以，真正的放鬆應該是身體看起來很平衡、輕鬆，而不會塌下去。

・向嬰兒學習

幾乎每個人在健康的嬰兒時期，身體都是極柔順且氣通脈達的，所以全身每一部分都讓人感覺到柔軟、輕鬆，有彈性。嬰兒的皮膚，由於血液流通順暢，看起來紅潤潤的，白裡透紅；也由於新陳代謝良好，使得皮膚飽滿，充滿彈性。

但是隨著年紀成長，心靈愈來愈複雜緊張，身體也逐漸僵化了，生命力也就逐漸萎縮。

我們再觀察嬰兒的呼吸，嬰兒是自然以丹田呼吸的，其呼吸較細長；但是逐漸長大成人之後，呼吸漸漸變淺，變成以肺呼吸。

年老之後，呼吸卻愈來愈淺，於是愈想多呼吸一些空氣，卻因為呼吸的短促，而無法吸收更多的氣息，到

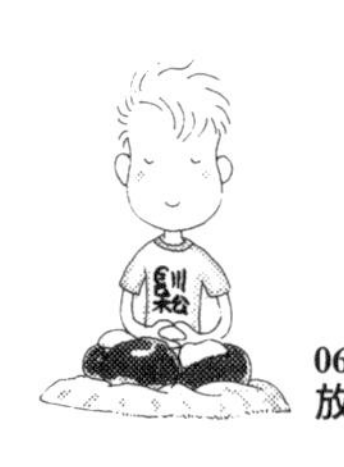

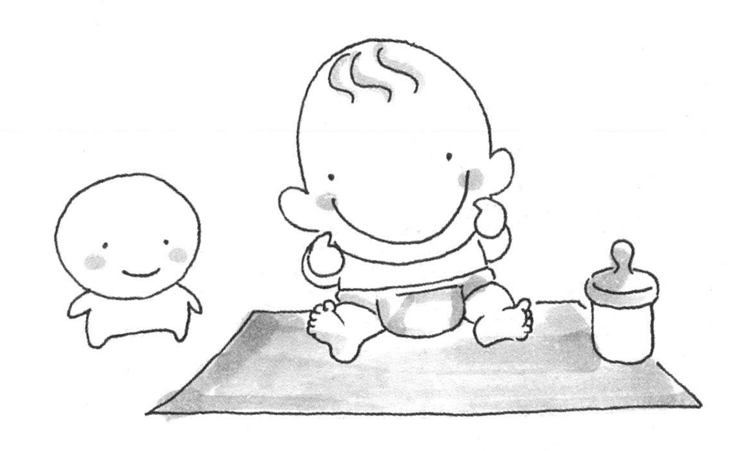

嬰兒的身心放鬆、呼吸細長，是放鬆最佳的典範

最後「英雄氣短」，呼吸只有停止了。我們想心安自在，生命圓滿，必須觀察兒童的狀況，其心清淨、其息細長、其脈通達、身體柔軟、骨骼充滿彈性。

有機會的話，我們可以做一個小小的實驗，輕輕的推動 1~2 歲小朋友的肩膀，只要不加猛力，他都會隨著你的推力，身體自然以脊骨為中心，柔軟而有彈性的轉動。

這種情形如果在大人身上就不同了，一般人站著，當我們推動他的肩膀時，由於其身體的僵化、馬上失去平衡，而無法彈回，如果再稍加用力，甚至失去重心而跌倒。

從這個實驗，我們可以發現嬰兒放鬆的狀態和成人僵硬的身心其中的差異，而放鬆就是將加諸於身心的壓力放掉，使身心恢復到原來最自然的狀況，也就是讓我們的身體恢復成嬰兒一般，充滿了柔軟、彈性與生機。

・利用觀想幫助放鬆

除了觀察海棉與嬰兒之外，善用觀想也可以幫助我們放鬆。

而想像力可以說是觀想的輔助方便，是幫助我們放鬆的好方法。但如果只是任憑想像力自由馳騁，那麼就容易疑神見鬼，把放鬆時平常的生理現象變化，賦予太多聯想，甚至無法自拔而導致心神無主，而失去放鬆的意義了。

想像力只是感性思維的發揮，而在觀想的方法中，對於感性與理性是絕不可偏廢的。我們一方面運用想像力，一方面就要用理性抉擇。

所謂理性的抉擇，就是要了知我們所觀想出來的現象是不可得的，一切如幻的，所以千萬不能執著。如此

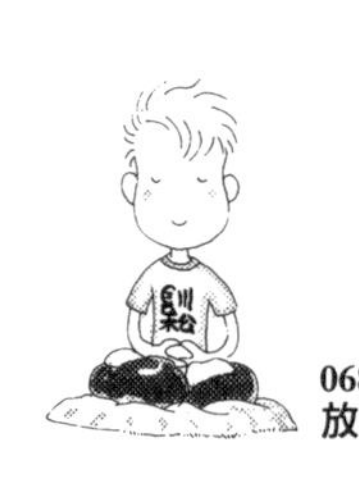

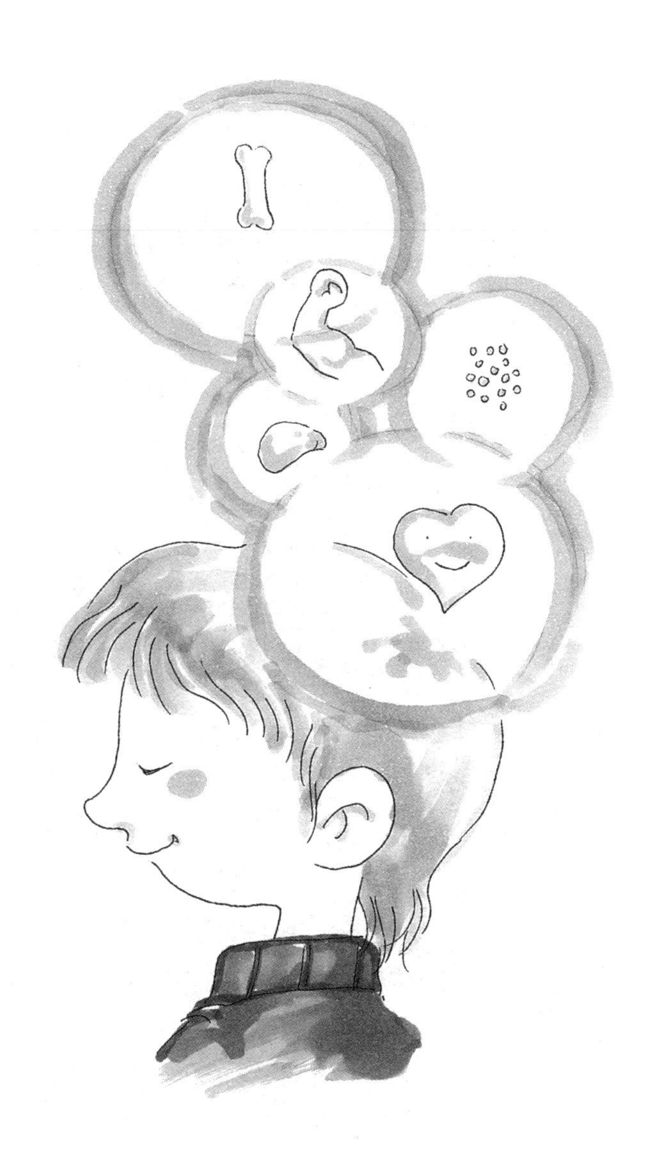

利用觀想可以幫助放鬆

具足理性的抉擇，才能使我們觀想的方法運用自在、徹底，而達到放鬆禪法的神奇效用。

在放鬆的練習中，有自身的骨骼、肌肉、內臟等等不同階段的放鬆，或許有人會有疑問：骨骼、肌肉，尤其是內臟如何能放鬆呢？

這就是「觀想」的奧妙之處，當我們遵循放鬆的步驟練習時，只要心中跟著想像：骨骼放鬆開、變柔軟、壓力自然地消除了，此時骨骼所累積的壓力就已經隨著想像力釋放出來，肌肉、內臟等也是如此。

當我們將觀想的方法練習得熟練之後，在想像身體的骨骼放鬆、肌肉放鬆時，就能確實感受到其放鬆，而在想像身體化成水、化成空氣、化成光明時，也能得到更佳的效果。

5 放鬆的要訣

在即將進入正式的放鬆學習之前，我們可以用以下這首詩偈，來總攝放鬆導引的要訣：

在最自在的清淨心中　放下一切
讓一切自然放下
當下，連能放下的　也輕輕的　全體放下
放下……放下到沒有一絲一毫的罣礙
於是寂靜的心讓光明自然的生起
光明成了自心唯一的光景
當下　讓我們全身放鬆
就像柳絮一般的輕柔
像海綿一樣的溫柔
把所有的身心壓力全部放下

放下身體　讓身體像流水般的明淨
放出呼吸　讓呼吸如同清風般的自在
放開心意　讓心靈如同妙蓮般開放

身、息與心淨裸裸的
像千百億日的光明
如水晶般的明透
宛轉如流虹般的明潤自在　無有實質
心意自然的止息　無念
身體與呼吸也安住在光明無念當中
當下，只有最是無念的清明

讓我們的骨骼完全放鬆開來！
如同海綿般的輕柔，海綿般的彈力
把壓力從身上全部移除
海綿般的骨骼自然溫柔的彈起
我們清楚的觀照著自身所有骨骼
從頭到腳，一節一節的放鬆
全身像彈簧般有力，像海綿般柔和
所有的壓力已悄然無蹤

再將皮膚與表皮肌肉全部放鬆
頭腦、內臟與肌肉也全部放鬆、放下了
從頭部到身體到雙足

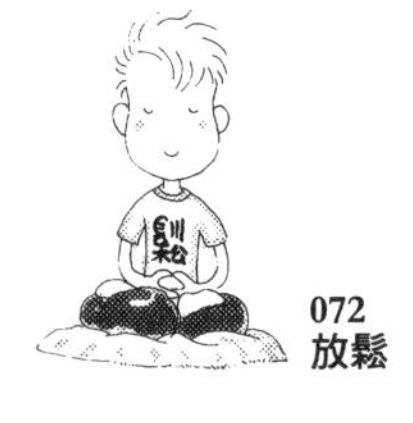

所有的壓力遠離了
就像海綿一樣恢復了彈性
徹底的放鬆
像氣球一般充滿了柔和的空氣
讓全身的血管放鬆
所有的循環系統、內分泌也自然鬆開了

全身的筋絡、神經系統完全暢通無阻
柔和充滿了欣喜
呼吸徹底鬆開了，全身充滿了氣機
五臟六腑、所有細胞、毛孔
都自然的盡情呼吸
無比的喜悅，從心中生起

每一個細胞都充滿了微笑
化成了最輕柔的白色雪花
在無雲晴空的陽光下　晶瑩的發亮
白色雪花慢慢地融成了清淨的水
從頭到腳都化成了清澈的淨水
當下成了由淨水所化現的人形

無雲晴空的陽光繼續普照著
全身的淨水吸入了無盡的能量
於是歡喜的化成空氣
成了由空氣所化現的人形

告別所有的壓力
空氣便昇華成了光明
這光明就像水晶一般的淨透
太陽般的明亮與彩虹般的無實
當下完全成就了光明的身體
而全部的宇宙也轉化成無盡的光明

完全的覺悟自然生起
一切的心念自然的消逝
連所有光明的心念也已逝去
於是過去的心、現在的心、未來的心
都已消失
自心只是絕對的無念清淨
絕對的覺悟寂靜

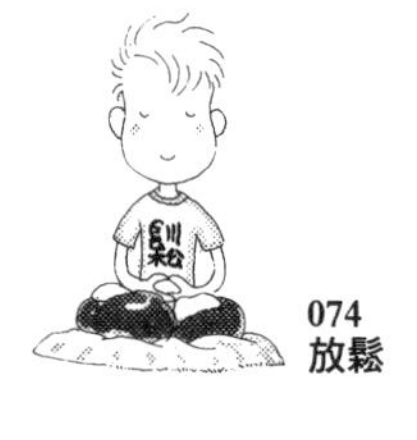

而宇宙與自身的光明　自生自顯

圓滿具足了光明的大覺

從放鬆、光明的無念中覺起

所有的光明收入了心輪

只有無念、無依、沒有罣礙

身心一如　健康自在

快樂的覺悟

以上的口訣和心要，都可以單獨熟誦、練習，即使只有極少的時間，或是只有讀誦，也能達到極佳的放鬆效果！

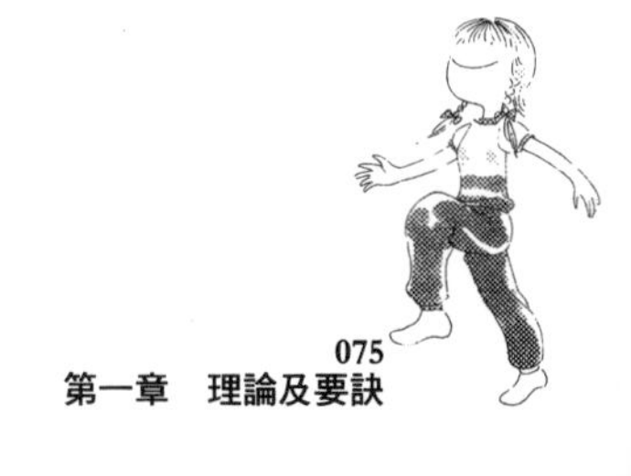

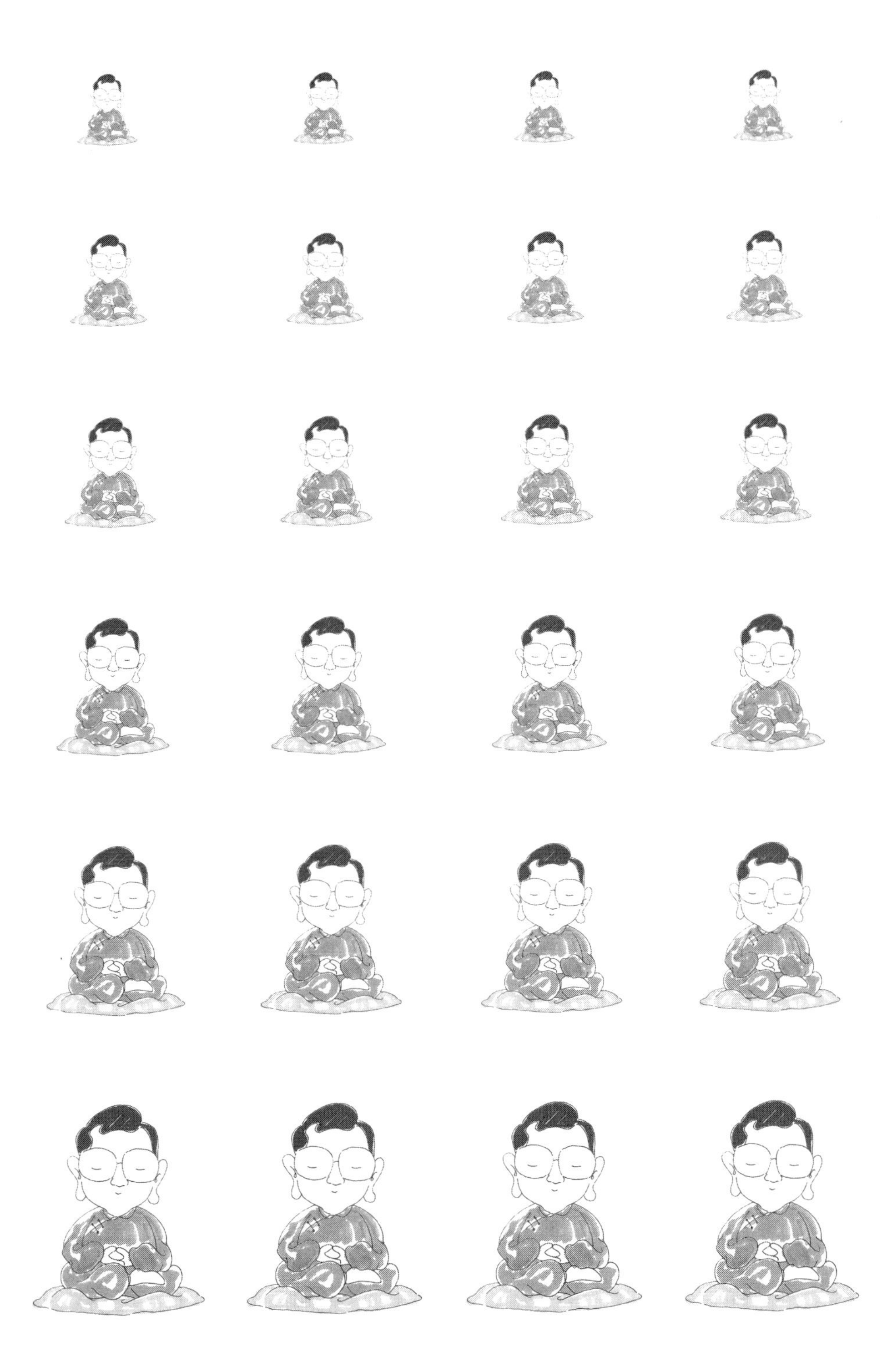

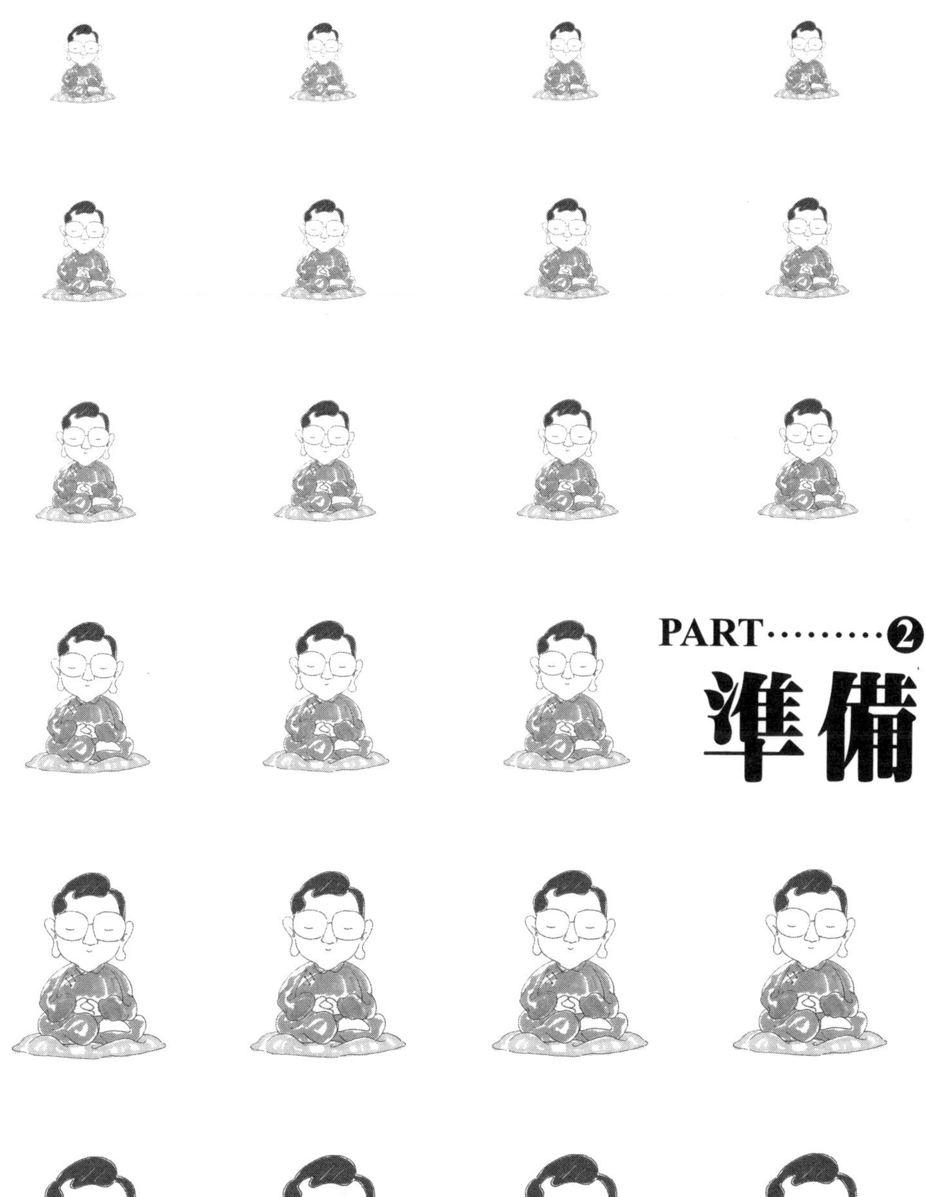

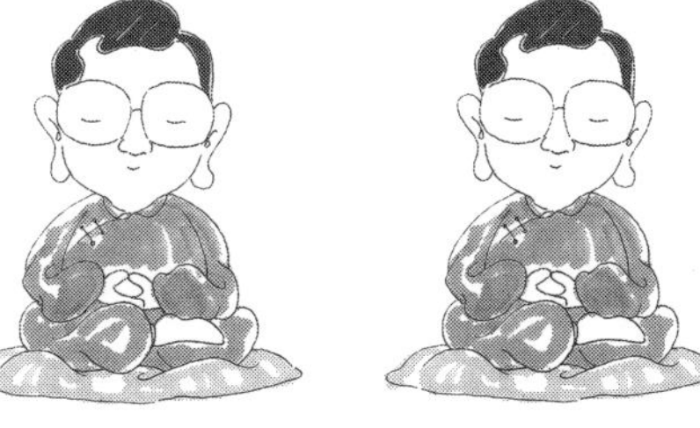

PART……… ❷

準備

自古以來，人類就運用各種放鬆技術，例如瑜珈、坐禪以及按摩等來放鬆身心。但是，現代人應付壓力，卻忘了這些祖傳良方，最後甚至必須依賴藥物抒解壓力，反而造成身心更大的壓力與不安。

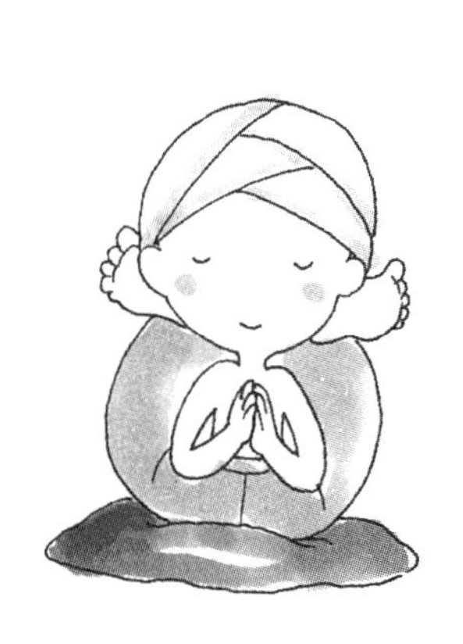
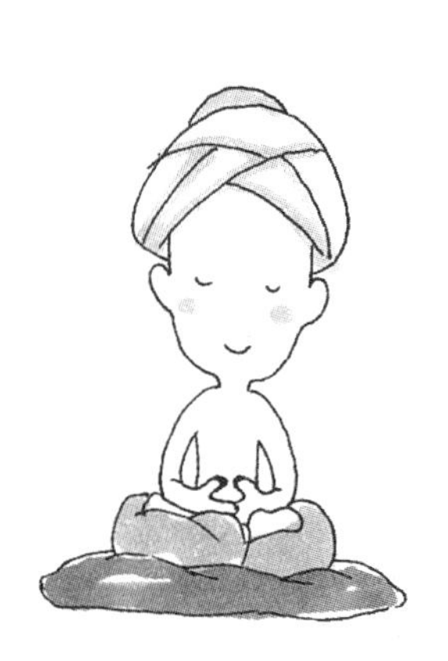
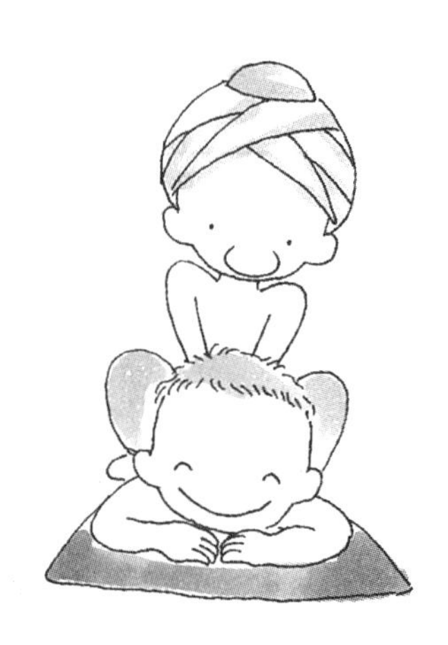

自古以來，人類就懂得運用瑜伽、坐禪及按摩等方式來放鬆身心

目前，源於東方的瑜伽和坐禪，已在西方蔚為時尚。此外，還有催眠、靜坐、自律訓練，以及各種呼吸訓練等方法，都大量被運用於消除壓力。

這些方法，通常都包含了四個步驟：

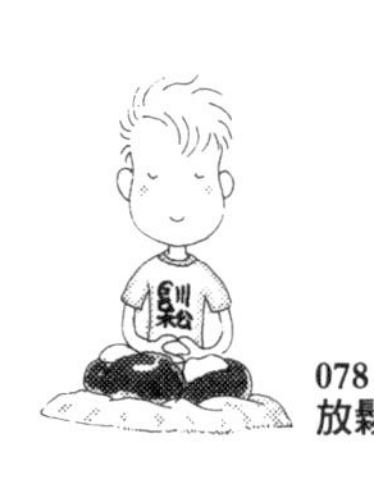

1.需要一個安靜的環境。

2.使用指定的姿勢。

3.集中意識於一些念頭或物體上。

4.練習有次第的方法。

這些放鬆方法，在一般的層面上，大都可得到相同的生理反應——血壓降低、心跳減慢、呼吸減緩、減少氧的消耗、減低肌肉的緊張程度等，但在深層的發展方面，則會因各種不同的理論與方法，而導致各自不一樣的價值取向。所以，選擇適當的放鬆方法是非常必要的。

以下三點是需要具備的認知：

對於放鬆要有基礎的認識：

我們對放鬆有了基礎的認識之後，才能在許多的放鬆法中，抉擇出理念正確，而且能真正解決我們身心困頓的方法。

對於放鬆的目的要有所了解：

我們對於放鬆的目的要有所了解，才會使我們的學習動機純正，而選擇出可以達到我們所要求的放鬆法。

要了知自己的身心狀況：

因為我們了知自己的身心狀況之後，才能針對自己受壓力最多的地方，找出特別對治的放鬆法。

接受過放鬆訓練的人，都能在短短的放鬆練習後，使自己整天身心放鬆愉快。因此，理想的放鬆訓練法，可以使我們學會基本的放鬆練習。

放鬆訓練可以使我們消除身心緊張，並享受放鬆後的輕安感覺。

放鬆練習每天要做幾次呢？可視個人需要以及擁有多少時間而定。

基本上，透過放鬆的練習，可以使我們掌握到放鬆的竅門，進而應用於日常生活中，使我們整天都可以隨時隨地放鬆身心。

學會了放鬆技巧，不管在何時何地，都可以減低身心的緊張，即使是在暫時避不開的壓力情境中，身心也可以維持在相當放鬆的狀態中。

接著我們要開始進入放鬆前的準備，讓放鬆的效果更加倍！

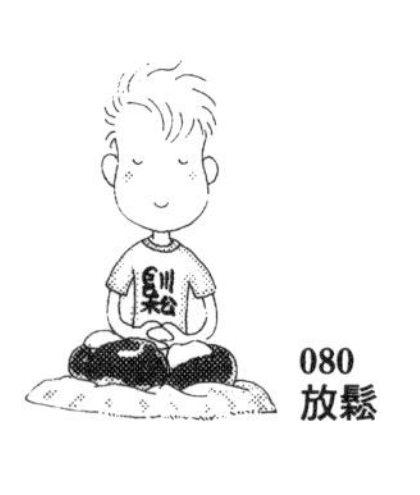

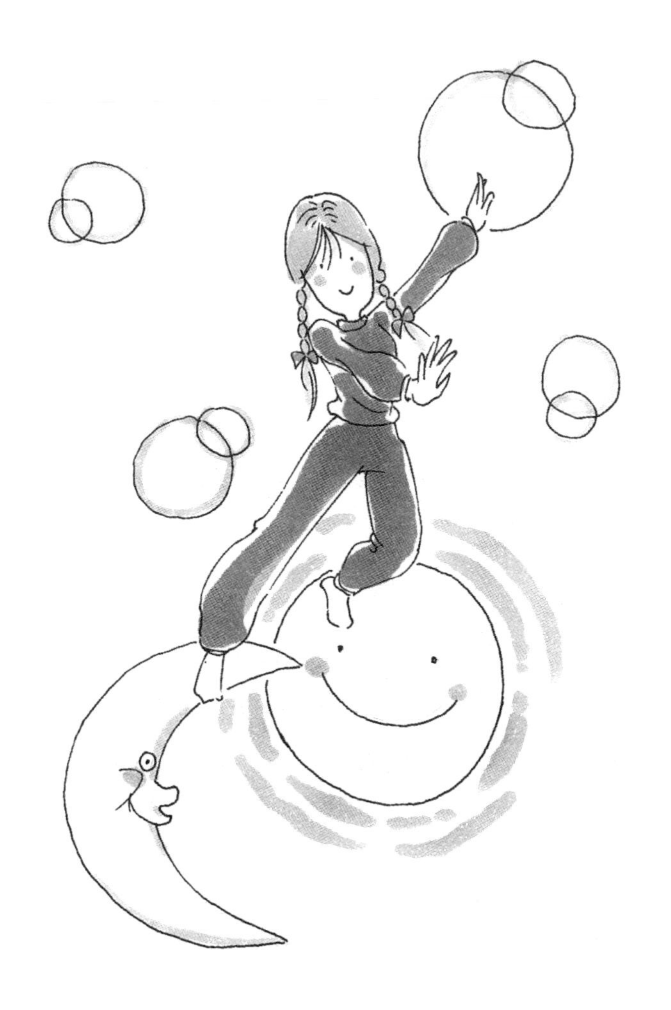

確實了知自己的身心狀況，才能找出對治的放鬆法

1 環境

放鬆練習，是隨時隨地都可以做的，並不受限於時間、空間，但是在剛開始的時候，如果能有一個適宜的環境來專心做練習，那麼就能有事半功倍的奇效。

放鬆時要尋找什麼適宜的環境？其實只要在家中的一間靜室就可以了。現代人生活空間狹小，或許沒有個人單獨的空間，使用臥室也可以。但應注意下列事項：

1 空氣流通

練習放鬆最好不要在密閉，或空氣不好的房間，以免影響放鬆的效果。如在冷氣房中，要注意不要讓冷氣或強風直接吹到身上。由於我們在放鬆時，全身的毛孔張開，如果讓風寒侵入身體，容易感冒。

2 光線自然適中

練習放鬆時，如果燈光太亮，會刺激視覺神經，心也容易散亂；如果太昏暗，則容易昏沉，或引起幻象，

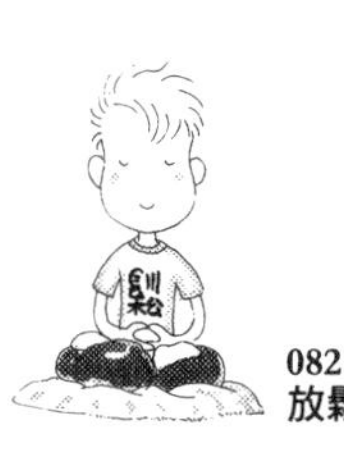

這樣都不容易放鬆。要以自然光或柔和適中的燈光，得到的效果最佳。

3 避免他人干擾

練習放鬆時，所最好不要有人打擾，因為在身心完全放鬆的時候，會進入非常寂靜的境界，如果有突如其來的大聲呼叫、碰觸或搖動我們的身體等這些干擾，反而會使我們驚嚇或緊張。所以，應該特別注意，告知同住的家人或室友，在練習放鬆時注意不要前來打擾。

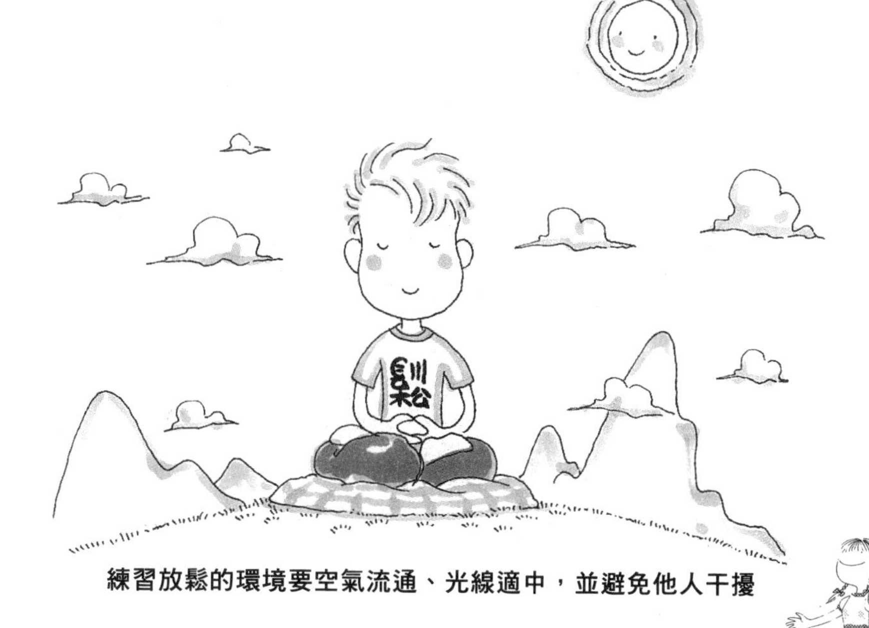

練習放鬆的環境要空氣流通、光線適中，並避免他人干擾

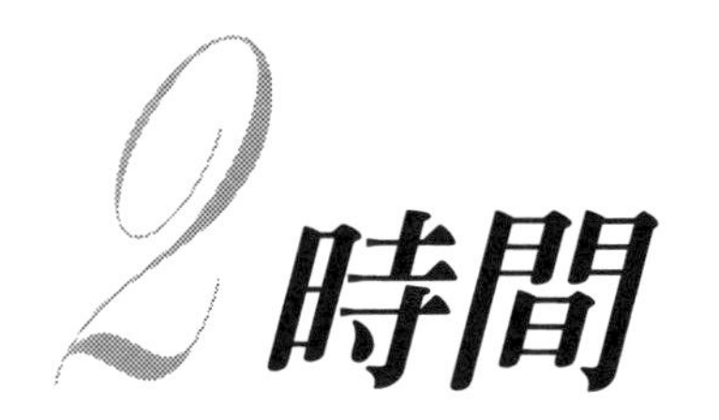

時間

練習放鬆禪法的時間，基本上並沒有什麼限制，隨時都可以練習，但是在剛開始學習時，如果每天能有固定的時間練習，養成習慣，自然可以得到不可思議的效果。什麼時間練習最好呢？

1 早上起床漱洗後

早上是精神最好的時刻，而且空氣清新，最適宜於調整自己的身心，讓一天的生活有一個光明喜樂的開始。

2 晚上休息前

晚上睡覺前，由於一天繁忙的工作已結束，可以完全放鬆身心，這個時候練習放鬆效果很好，也可以幫助睡眠。

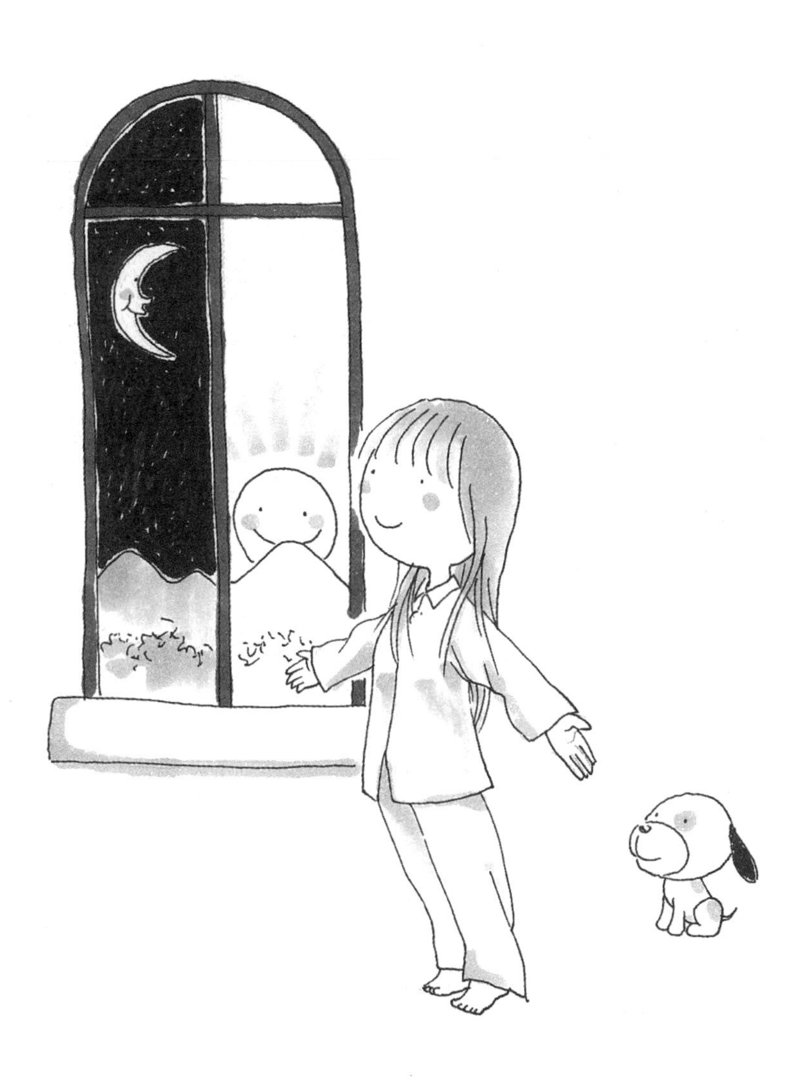

練習放鬆的最佳時間是在晨起及睡前

3 穿著

練習放鬆時，穿著的服裝應該注意以下的原則：

1 儘量寬鬆

過緊的衣物會造成身體的束縛，阻礙血液與氣脈通暢，降低身心放鬆的效果，所以放鬆時的穿著還是以寬鬆的衣物為佳。

2 除去身上的束縛物

練習放鬆時，最好將身上的眼鏡、手錶、襪子等束縛身體的東西，儘量脫掉，如果在可能的範圍，則儘量鬆開腰帶、耳環、束縛胸、腹的衣物等。讓身體在完全沒有阻礙與束縛下，輕鬆自在，增加放鬆的效果。

3 穿著以天然的質料為主

練習放鬆時，最好儘量穿著天然的衣物，如棉、麻、絲、毛等質料所製的衣物。而化學質料的布料，則

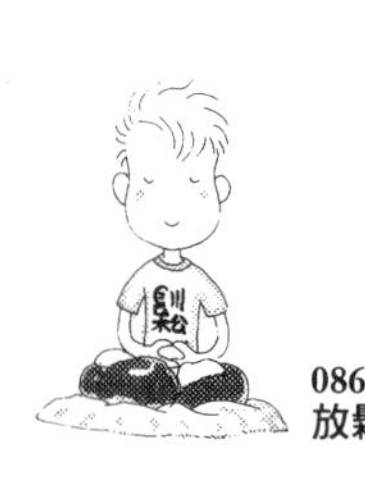

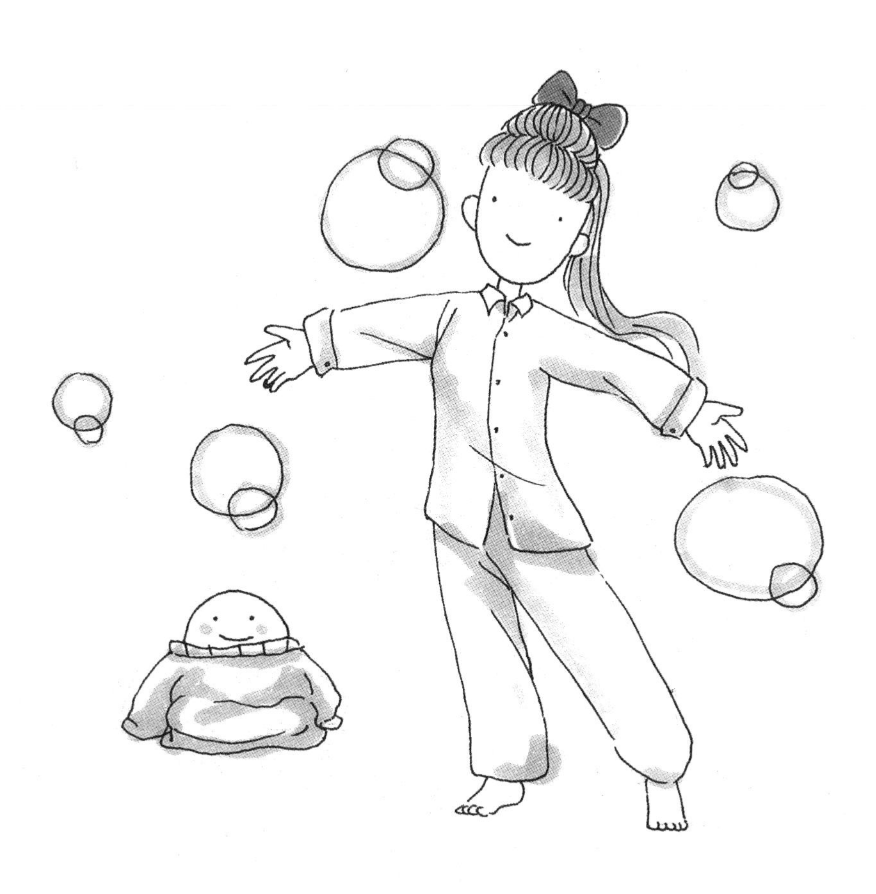

練習放鬆的穿著儘量寬鬆，以天然的材質為主

儘可能避免，因為這些布料，不容易與身體產生協調，而且不易通風、透氣與吸汗，甚至會干擾我們身心的磁場，影響放鬆效果。

4 儘量不配戴負面能量的配件

平時我們身上最好配載磁場良好的手珠、飾物，完全塑膠製的配飾，能不帶在身上儘量不帶，尤其如香煙等比較屬於負面磁場的物品，最好不要放在身上，會影響到身體的磁場能量。而天然的琥珀、玉石、水晶，硨磲等具有正面能量的物品則可增強能量。

而特別在我們練習放鬆禪法的時候，此時我們的身心由於放鬆、專注的緣故，身體會比較敏銳，並且容易相應週遭的事物，這時，若我們能去除負面能量的物品在身邊，而選擇自然、正面能量的天然物品在一旁，則更能增強我們的生命能量，使我們的身心更加愉悅。

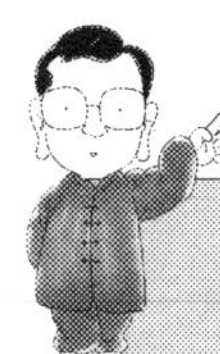

負面能量的配件使身心力量減弱

有一次，筆者指導學員坐禪時，有的人身上習慣帶一包香煙，於是筆者教大家做一個小實驗：

當學員身上沒有放香煙時，將手緊握，其他的學員去打開他緊握的拳時，要費一番力氣才能打開。

第二次，當這個學員將香煙放在身上時，同時將手握緊，但這次他的拳頭卻很輕易就被打開了，他的力量明顯的變弱了。

由這個小實驗，我們可以知道，身上配載不良的配件，會使身心的力量減弱。

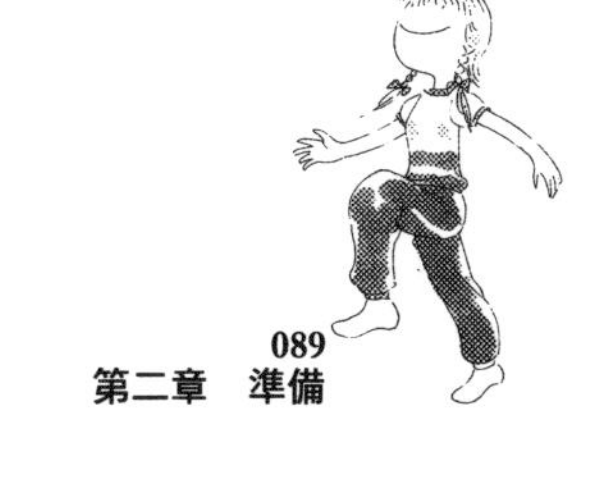

4 姿勢

在剛開始學習放鬆時，我們可以採用以下的姿勢來練習：

1 站著放鬆

如果是站立放鬆的姿勢，首先將兩腳打開與肩同寬，重心置於腳掌，腳掌完全踏在實地上，感覺似乎可以踏入地中一樣。

注意兩膝不要用力，也不要打直，放鬆而自然微彎，上半身的腰與背自然與地垂直，使脊椎骨一節一節往上疊，尾閭骨與地面垂直。兩肩、兩手自然下垂，頸部、頭部與脊椎形成一直線。

這時我們的心情保持寧靜，眼睛可以微張，或是自然閉上也可以。

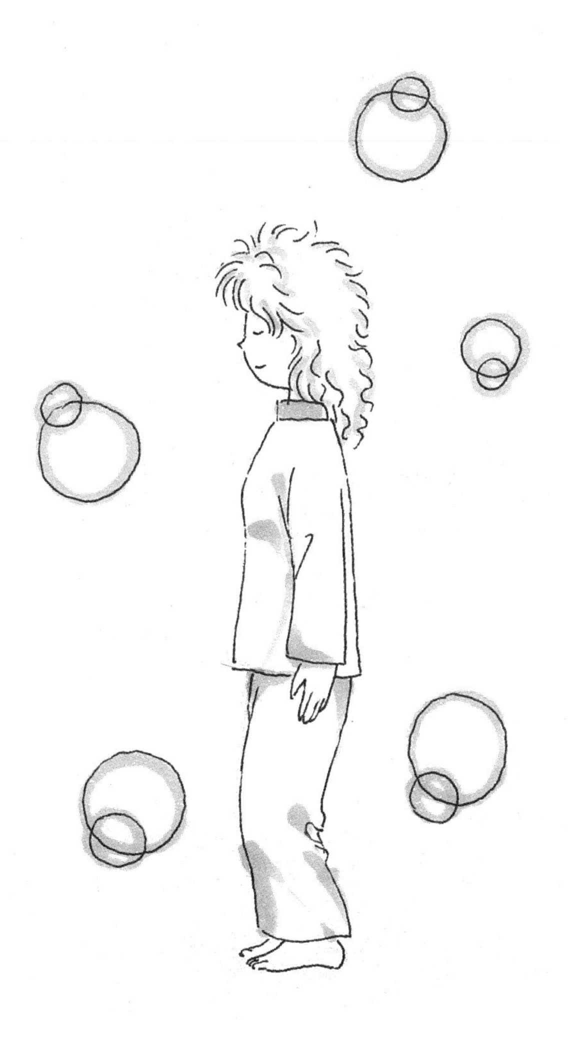

站著放鬆的姿勢

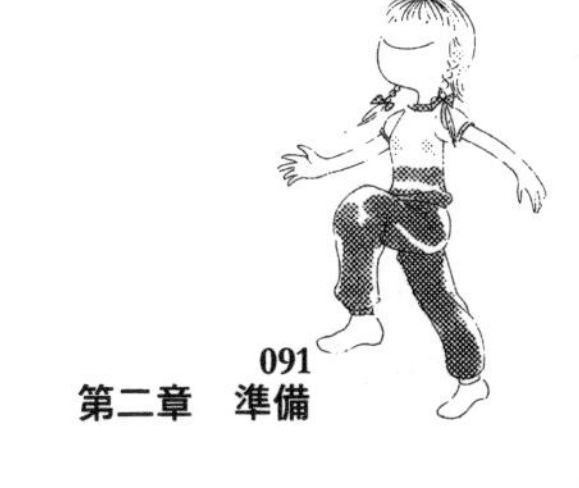

2 坐著放鬆

除了站姿之外，我們也可以坐著練習放鬆。我們坐在大的與膝同高的椅子上，上半身保持與立姿相同的狀況，兩腳平放於地，兩小腿自然與地垂直。

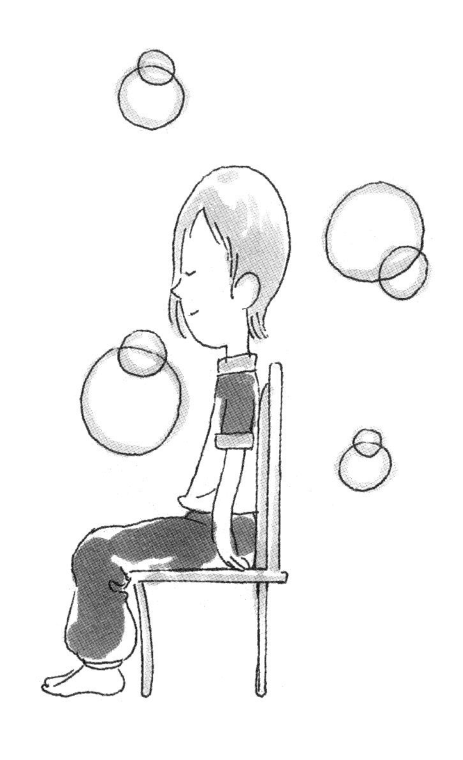

坐著放鬆的姿勢

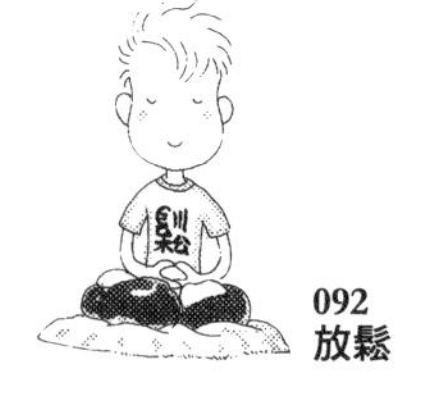

背部可以依靠椅背，臀部則儘量緊貼著椅背坐，如此可以讓背自然直起來。大腿與小腿成一直角。

如果椅子太高，可在地上墊東西使兩腳墊高，如果椅子比較矮，那麼就可以在椅子上加坐墊，儘量使大、小腿形成直角。

注意，坐著時不要彎腰駝背，像坐在太軟的沙發椅或是俗稱的「懶骨頭」，就不適合。

全身攤在椅子上鬆垮垮的，看起來很放鬆，實際上卻只有表面放鬆而已，因為在這種不平衡的姿勢中，身體一定會有某些部份承受了特別多的壓力而無法放鬆。

剛開始練習放鬆時，以立姿為最佳，但如果放鬆時，站久了太累的話，就可改以坐姿或者停止練習，休息一會。

而坐姿的放鬆特別適合上班族和學生練習，因為這些人都是長時間坐著，可以善加利用坐姿放鬆，恢復體力。

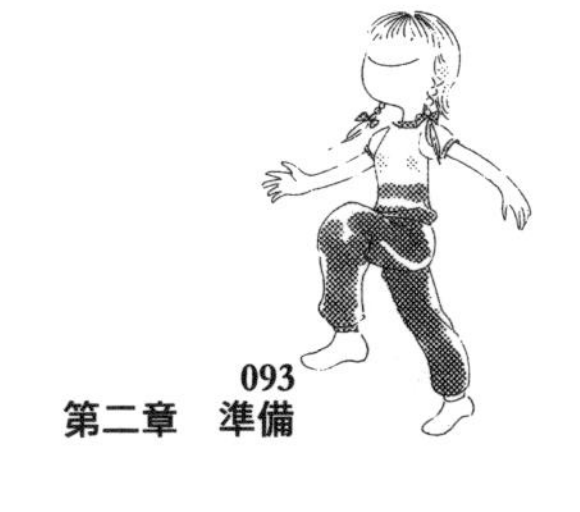

5 調整身體

要開始練習放鬆禪法時，我們可以利用以下的小體操調整身體，使自己很快的能達到完全放鬆的境界。

一、將頭部、兩肩、兩手、胸腹、背、腰、臀部、兩腿、兩腳的所有關節活動一下，使之放鬆。

二、深呼吸：一般呼吸法都是先深深吸一口氣，但是這個方法則是強調先把身體裹的濁氣全部吐掉，然後再深深吸進新鮮空氣，並配合以下的動作：

1.輕鬆站著，讓自己全身骨頭都放鬆開。（圖1）

2.讓自己的軀幹骨節，從頭部開始，沿著脊椎骨一節一節的放鬆向前往下掉。（圖2）

3.骨節放鬆往下掉時，身體也漸漸向前彎下。此時，將濁氣以鼻子或嘴巴吐出，儘可能想像把全身的濁氣吐出，特別是沿著一節一節的脊椎骨，將脊骨的濁氣完全吐出。（圖3）

4.身體彎到不能彎時，稍停一下；然後從脊椎的尾端開始，一節一節向上拉直。（圖4）

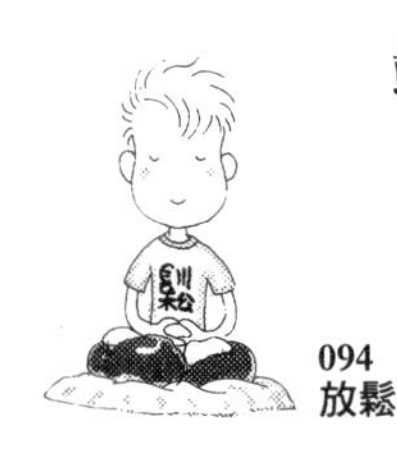

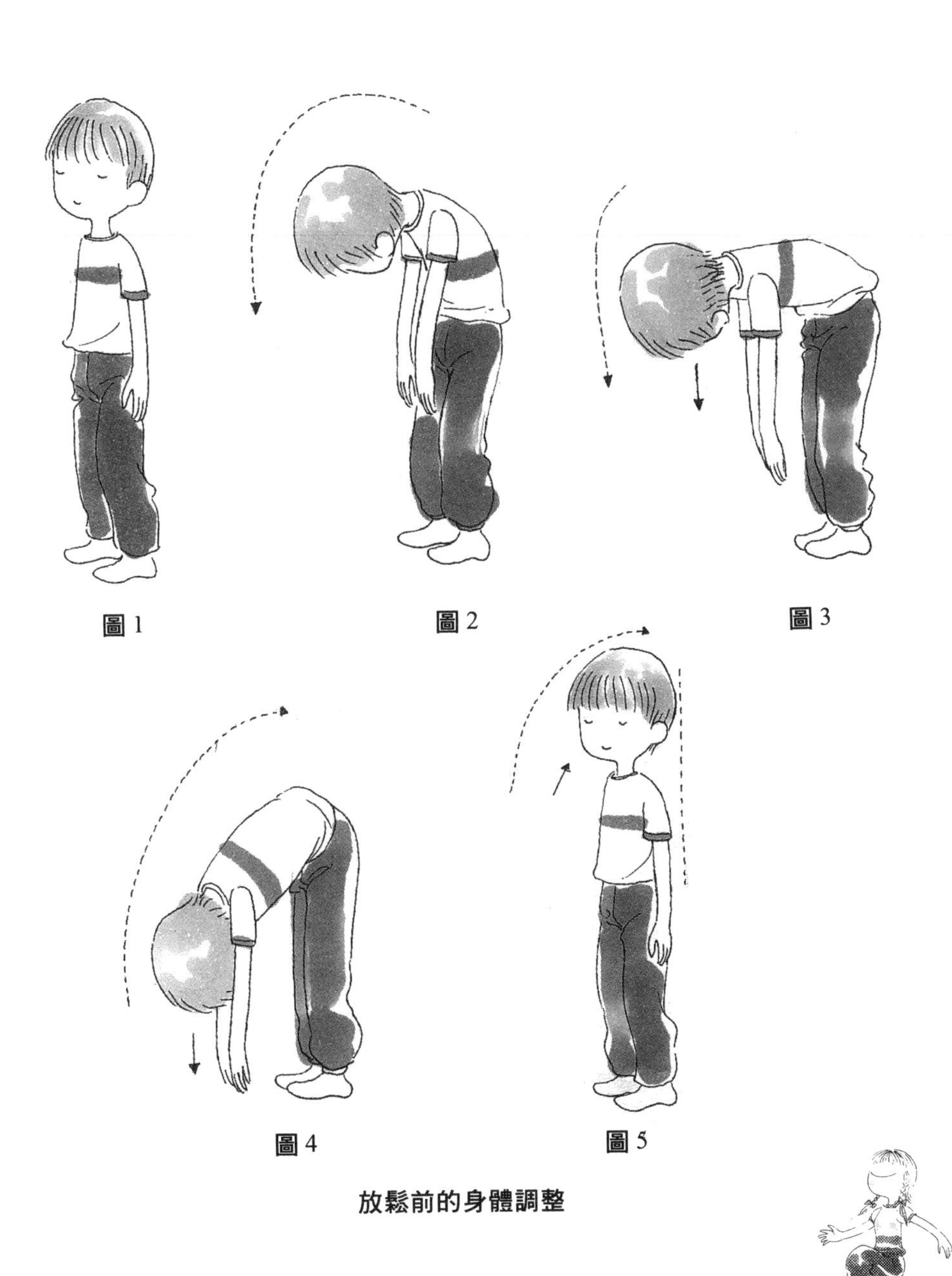

放鬆前的身體調整

5.一面拉直時，一面以鼻吸氣，吸入全身每一個細胞。尤其是脊椎骨更要儘量吸氣，以氣拉直背脊。（**圖**5）

三、將上面深呼吸的動作（1~5），重複做三次。

除了這種運動之外，在筆者本系列所著作的《靜坐》一書當中，有介紹靜坐前的四種柔軟運動：「大鵬展翅」、「楊柳飄風」、「身如遊龍」、「舉身攀月」，也是很好的放鬆運動。

接著，我們要開始正式進入放鬆的學習；只要完全遵照以下的方法確實地練習，將很快地使我們的身心有不可思議的轉變與發展，產生前所未有的體驗與改變！

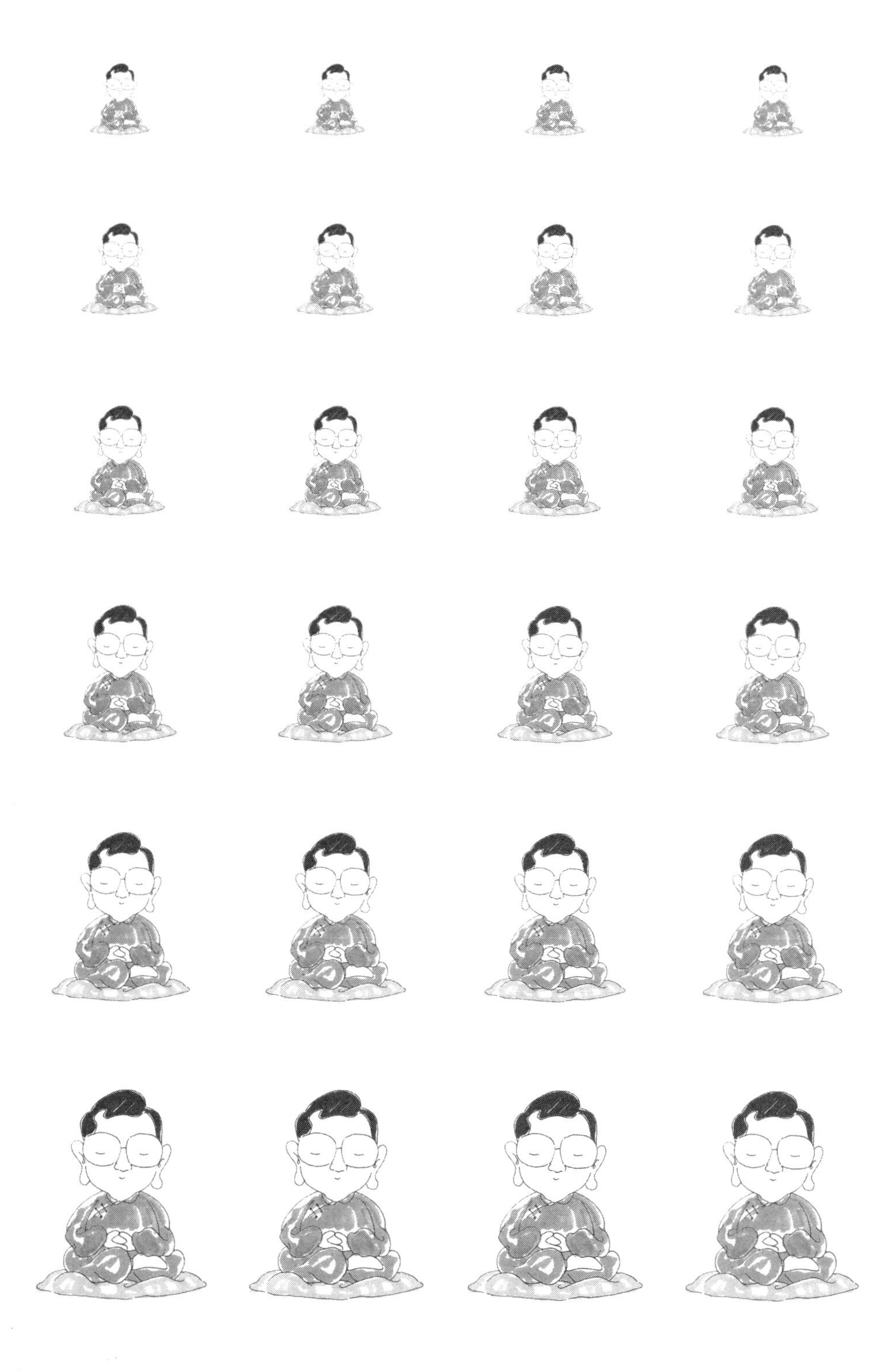

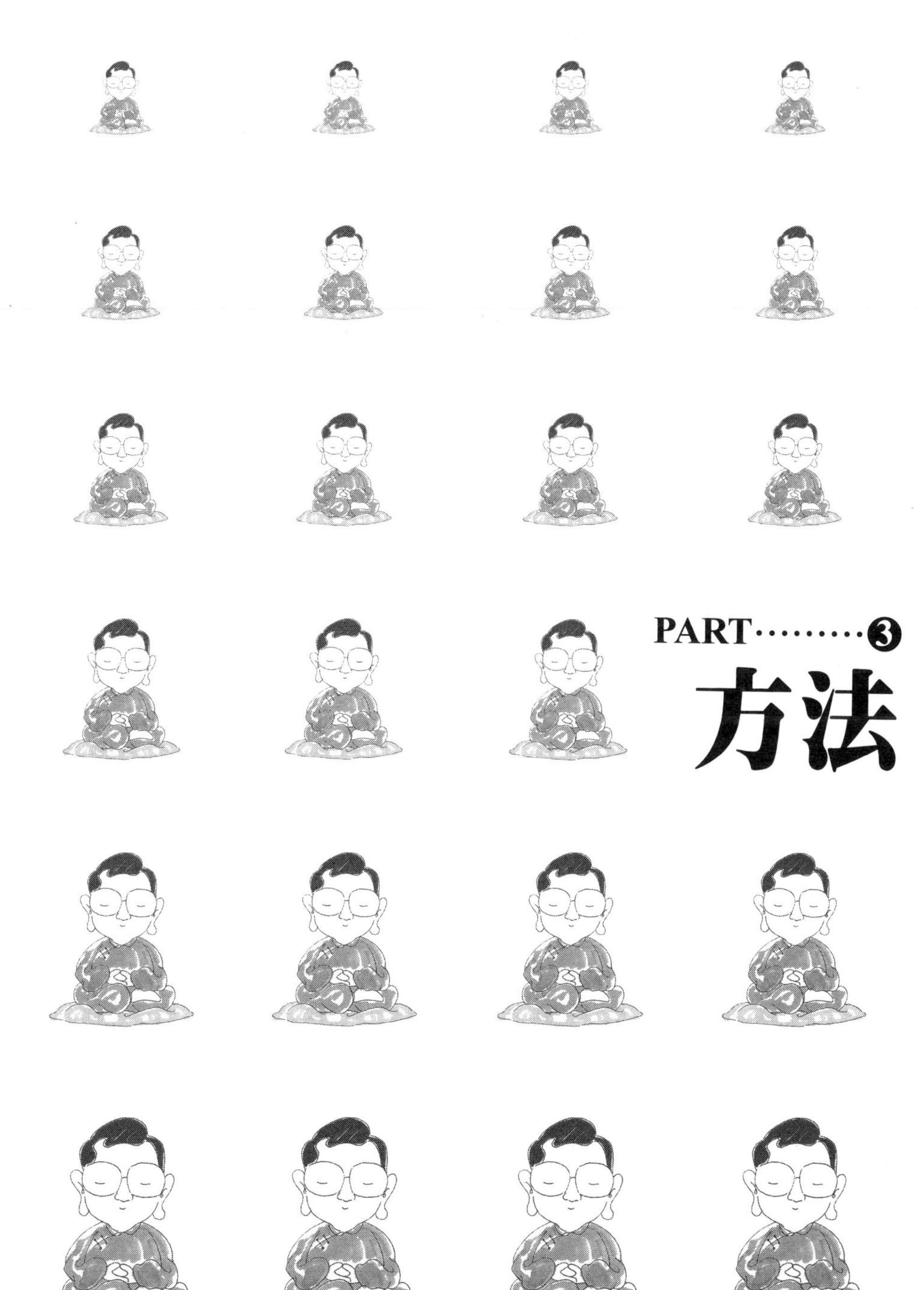

PART………3
方法

1 全身骨骼的放鬆

在放鬆的順序上，這套放鬆禪法，是依據地、水、火、風、空等總攝身心構成的五大元素原理，我們是從最粗重的地大物質開始放鬆到最微細的物質空大。所以，我們現在先從骨骼開始放鬆。

骨骼對於人體，猶如建築物的樑柱，支撐著我們的身體，也保護著我們的內臟。

人體有二百零陸塊骨骼，構成整個身體的支架，如果沒有骨骼，則人體將癱成一團。骨骼和建築物的樑柱一樣，必須保持彈性，否則地震來臨時，反而易受摧折。所以我們的骨骼也要有彈性，才能使我們的身體處在最佳的狀況，不易受損。

在放鬆骨骼之前，可以準備相關的書籍、圖片或掛圖，了解骨骼的構造，使我們放鬆時，能夠達到更好的效果。

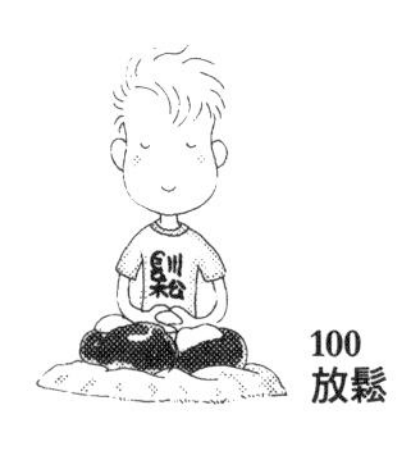

・步驟

1.兩腳張開與肩同寬：全身放鬆後，開始想像全身骨骼全部鬆開，將骨骼上的緊張壓力釋放掉，而骨節也鬆開了，骨頭就像棉花、海棉、氣球一樣，充滿彈性。

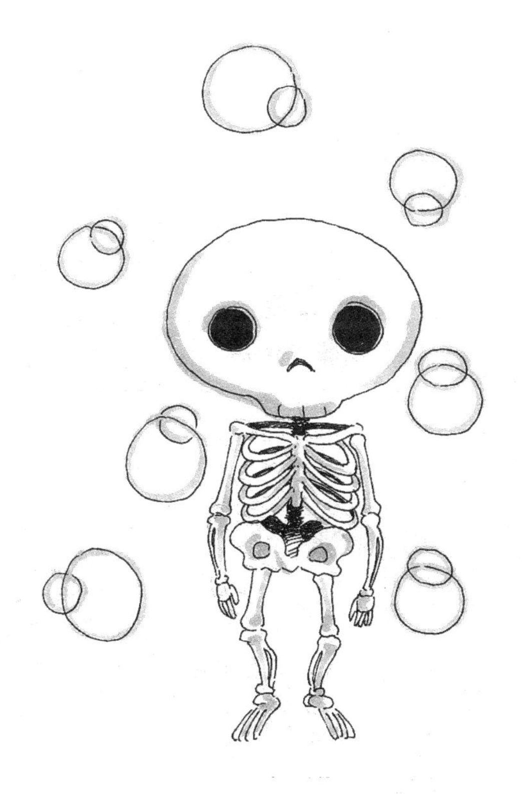

全身骨骼的放鬆——
從頭骨、臉骨、頸骨、肩胛骨等順序放鬆開

2.放鬆頭部的骨骼：頭部的骨骼有八片，由不動關節結合而成。

首先，我們感覺頭部骨骼的壓力消失了，頭骨的關節部分像海棉一樣鬆開，頭骨會有柔軟的感覺。

頭骨放鬆，可以幫助腦部開發。

3.放鬆臉部的骨骼：現在，我們讓整天緊張的臉部骨頭的壓力解除，放鬆讓臉部的骨骼之間，非常有彈性的接合著。

接著我們把下顎放鬆，慢慢的，我們臉部的微笑會自然現起。

練習臉部放鬆，骨骼能慢慢地隨心調整，長久練習下來，甚至可以改變我們的臉型。

4.放鬆頸骨：再來，我們將頸椎一節一節的放鬆下來，沒有壓力的鬆開，此時我們的頸骨會有一節一節鬆開向下掉的感覺。

5.放鬆兩肩骨骼：頸骨放鬆之後，再來我們要放鬆肩部鎖骨的壓力，放鬆骨膀，讓兩肩自然平衡的下垂，這時會感覺兩肩的骨頭往下鬆落。

6.放鬆兩肩、兩臂、兩手、手掌、十指及關節：使兩隻手從手臂到手指的壓力全部放掉，關節及指節部分

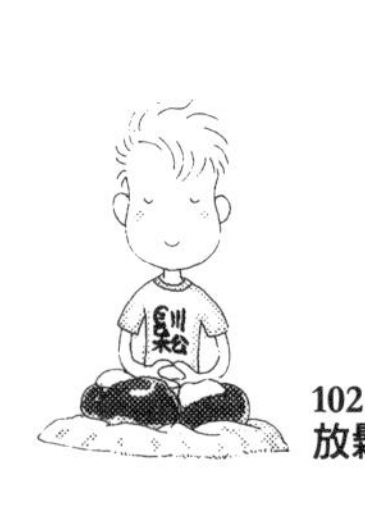

也完全鬆開，這時兩手會有向下沈的感覺。

7.放鬆胸骨及肋骨：胸骨與肋骨放鬆，像彈簧一樣地自然彈開。

這個步驟可使胸腔擴大，讓內臟得到更好的運作空間。

8.放鬆肩胛骨：肩胛骨是壓力集中之處，平時我們常會感到腰酸背痛，這和背部無法放鬆有很大的關係，我們習慣將大部份的壓力往背後擠壓，造成了背部過分負擔。因此，胸胛骨的壓力解除，也變得極為重要。

肩胛骨鬆開時，會有充滿彈性並有下落的感覺。

9.放鬆脊椎骨：我們現在將脊柱的壓力解除之後，讓脊柱一節一節的鬆開，自然掉落。

脊柱是身體的支柱，也是生命能量的通路，無論是佛教、道教、瑜伽等各種修行系統，都十分重視脊椎骨。

10.放鬆胯骨：我們把全部鬆落，脊椎骨會有下拉的感覺。

放鬆胯骨時，包含了骨盆與坐骨等等，承接上身與下肢的骨頭的放鬆。

11.放鬆大腿骨、腳關節、小腿骨、腳掌、腳趾：從前面的十式放鬆，鬆落的力量會開始沉到兩腿。現在將兩腿的壓力放掉，繼續向下放鬆。

兩腳關節部分在放鬆後，自然會有微彎，此時特別要讓兩腳掌與腳趾保持充分的放鬆與彈性，讓全身的重量與壓力傳導到地面。

·檢測

練習骨骼的放鬆之後，你是否有以下的現象呢？

□1.放鬆之後感到很累，很想睡覺。

□2.放鬆之後感到全身痠痛。

□3.放鬆之後兩腳痠得發抖。

□4.放鬆之後感覺到骨骼與骨骼之間，有放鬆、飽滿的感覺。

□5.以前曾經有扭傷、挫傷的地方，有放鬆、跳動的現象，甚至有「霹啪」骨節跳開的聲音，感覺十分舒暢。

如果有以上這些現象，表示放鬆已經有了明顯的成效。

·解說

當放鬆骨骼之後，我們可以感覺到骨骼與骨骼之間，有放鬆、飽滿的現象。而且骨節間會有酸、麻、軟的感覺，如頭骨之間、臉骨之間等，這是代表骨骼有放

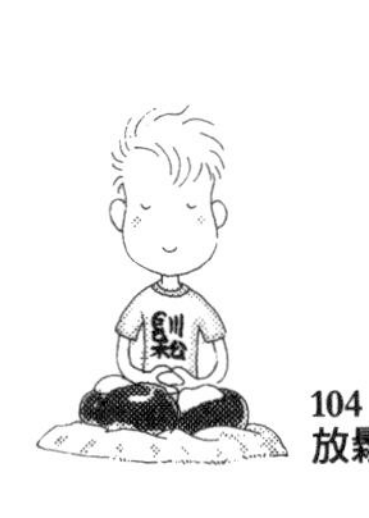

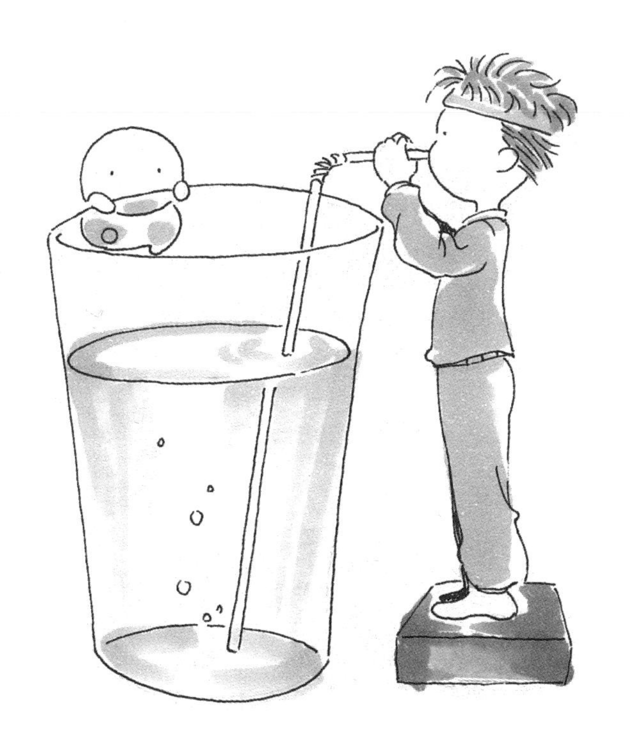

練習完放鬆後應多喝水

鬆的情形。

骨骼有飽滿、柔順的感覺，並感覺全身的骨頭皆很順暢的串聯在一起。這是因為骨骼放鬆後，氣機流暢、充滿的象徵。

這時我們會感覺骨骼柔軟卻強勁有力，雙手活動較靈活，力量也較大，這是放鬆後氣機飽滿的緣故。

以前曾有關節扭傷、挫傷，或是較僵化、不靈活的地方，會有放鬆、跳動的現象，甚至有霹啪跳開的之聲，感覺十分舒暢、柔軟，這是放鬆後骨骼活化的現象。

很多人做完放鬆練習後，都會感覺十分疲累，骨節酸痛，此時需要較多的水份，應多喝水。另外初期睡眠增加，而且睡眠時能迅速入睡，並睡得很沉， 在隔天醒來，身體可能感到前所未有的疲累、酸痛，這是好現象，不必擔心。

等到身體將能量回補得差不多時，這種情形會減少。因為此時身體已將積存體內的各種廢物（如尿酸等），排除出來。

如果沒有明顯的反應也不必心急，只要方法正確，持之以恆的練習，必然能日起有功。

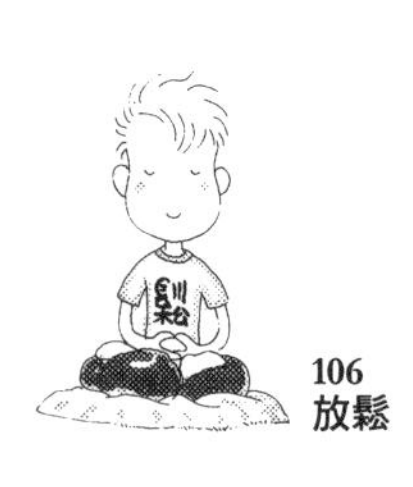

2 皮膚、肌肉的放鬆

· 步驟

基本姿勢如第一階段。

1.重複第一階段的放鬆法：含調身練習，以及使全身骨骼全部放鬆。

2.頭部的皮膚、肌肉放鬆：感覺頭部所有的內外力量全部放掉，使頭部像海綿一樣的鬆開。

3.臉部的皮膚、肌肉放鬆：讓臉部肌肉像海綿一樣鬆開。當壓力解除，放鬆臉部時，臉部皮膚會充滿彈性且紅潤，同時也會自然放鬆的微笑，而使我們的人際關係更好。

4.頸部的皮膚、肌肉放鬆：頸部的表皮和肌肉的放鬆，會感覺到呼吸更通暢。

5.肩膀的皮膚、肌肉放鬆：讓兩肩的壓力解除，放鬆之後兩肩會自然下垂，肩膀有充氣的感覺。

6.兩臂、兩手、手掌、十指皮膚、肌肉放鬆：兩手自然的順次向下解除壓力，放鬆開，則兩手會感覺脹滿、熱、麻等現象。

7.胸部的皮膚、肌肉放鬆。

8.腹部的皮膚、肌肉放鬆。

9.脅下的皮膚、肌肉放鬆。

10.背部的皮膚、肌肉放鬆。

11.腰部的皮膚、肌肉放鬆。

12.臀部的皮膚、肌肉放鬆。

13.大腿、膝蓋、小腿、腳趾的皮膚、肌肉放鬆。

·檢測

練習完本階段的放鬆之後，你是否有下列的現象產生呢？

□1.感覺全身皮膚與肌肉非常放鬆、飽滿、柔軟，就如同嬰兒的皮膚一般。

□2.手掌的顏色變得比較紅潤、溫暖。

□3.手指有脹滿、充實的感覺、有彈性。

□4.心裏感覺如釋重負，壓力、重擔完全放下了。

□5.雖然只有靜靜站著練習，卻感到全身痠痛。

·解說

做完皮膚、肌肉的放鬆之後，皮膚、肌肉會感覺到

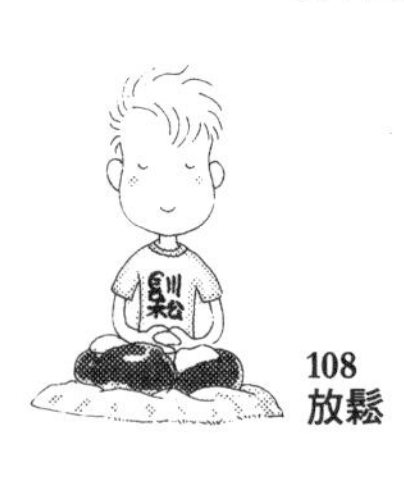

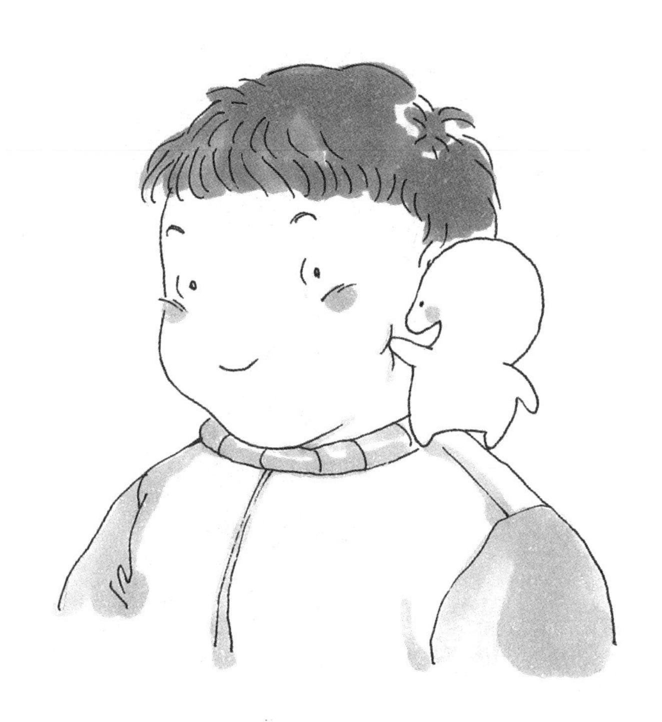

充分練習皮膚、肌肉的放鬆，

會慢慢地感受到自己的皮膚像嬰兒般充滿彈性

放鬆、飽滿、柔軟，宛如嬰兒的皮膚一樣充滿了彈性，而且放鬆後皮膚的色澤較紅潤，尤其可以檢查手掌，放鬆之後會感覺顏色比先前紅潤，這是由於氣機通暢的緣故。

手指特別有脹滿、充實的感覺。用力按指頭，感覺不只充實，而且比平常更有彈性，可以彈回得更快。

雙手握拳，感覺十分充實，比平常力量大些。一手握拳輕擊另一手手掌時，發覺沉勁有力，力透掌內，這是因為內氣充足所形成的現象。

除了生理現象的改變之外，心靈也會有所改變，心情會感覺如釋重負，心裏的壓力感覺減輕很多，這時就能真正充分休息，自在地生活。

做完放鬆之後，會覺得更加疲累，骨骼、肌肉都酸痛，這是身心內在壓力釋放出來的緣故。

接著，我們進入內臟與內部肌肉的放鬆練習。

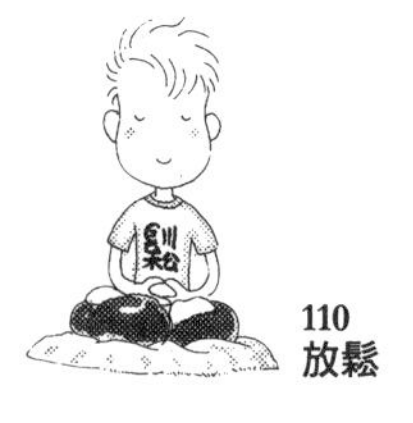

3 內臟與內部肌肉的放鬆

現在我們延續前二階段的放鬆成果，進入第三階段屬於體內肌肉與內部臟器的放鬆，這個階段如果能練習得徹底，則自然可使腦與內臟完全放鬆，呼吸達到修道者所謂「三華（精、氣、神）聚頂」、「五氣（心、肝、脾、肺、腎）朝元」的高深境界。

雖然要達到這個境界，並非一蹴可及，但是依照這個方法，至少能使我們的五臟六腑，內部器官、肌肉，解除壓力，完全放鬆，使之生生不息，能自然呼吸，達到前所未有的生命境界。

· 步驟

1.將腦部完全放鬆：從腦髓的中心點開始向外放鬆，達到全部的腦部，使腦中的壓力全部解除，腦髓從內至外完全放鬆。

2.眼球放鬆：眼球從內向外鬆開。

3.耳朵放鬆：從內耳、中耳至外耳，由內向外放鬆。

4.鼻腔放鬆：由鼻腔內部的呼吸道到鼻腔外部，由內向外放鬆。

5.口腔放鬆：由舌頭、牙齒到整個口腔完全放鬆。

6.頸部、喉嚨放鬆：由喉嚨到整個頸部放鬆。

7.肩膀放鬆：從肩膀內部的肌肉向外放鬆。

8.兩臂、關節、兩手、手掌、手指內部肌肉放鬆。

9.胸腔內部肌肉放鬆。

10.心、肝、脾、肺等內臟從內到外放鬆。

11.腹部的內部肌肉與胃、腸放鬆。

12.背部的內部肌肉放鬆。

13.腰部的內部肌肉及腎臟，由內到外放鬆。

14.臀部的內部肌肉放鬆。

15.大腿、膝蓋、小腿、腳蓋、腳趾內部肌肉放鬆。

·檢測

做完這個階段的練習後，你是否有以下的現象產生？

□1.有時容易感受到亮光，或聽到美妙的樂音。

□2.感覺眼睛變比較亮。

□3.耳朵的聽覺變敏銳。

□4.吃東西時，同樣的東西感覺卻比以前好吃。

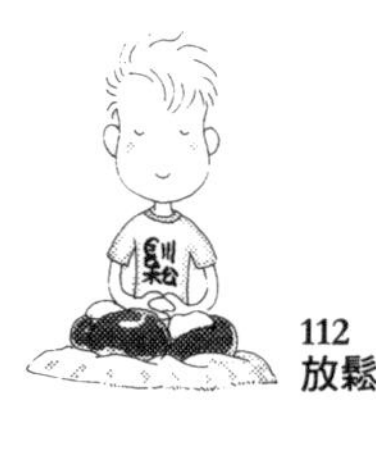

□5.對二手煙的味道比以往更加無法忍受，有時一聞到就會自然有痰生起，將其排出體外。

‧解說

這個階段的放鬆已進入人體極深層的內部，因此除了前二個課程的現象可能延續之外，在這個課程會有一些更深入的現象：

在腦部放鬆時，特別容易感受到光亮，像是雨過天晴的天空，或是透過水晶看世界，世界好像比較光亮。有時甚至聽到優美的音樂、聲音等，這是因為腦部放鬆，而使腦部的能量飽滿與神經線路通暢，結果腦部的各種功能就會自動運作起來。

如果這時是視覺神經區受到刺激，就有可能見到光亮。而聽覺神經區及其他各種神經區，如果受到刺激也都是如此。

這是腦部的氣機飽足，功能開發的現象，就如同以極微量的電流，刺激聽覺神經區，我們就會聽到自己音樂的聲音。「孔子聞韶樂，而餘音繞樑三日不絕」不就是如此嗎？所以，這只是刺激腦部功能而已，是自然的心理與生理現象，不必產生神秘的聯想。

經過本階段的練習，六根（眼、耳、鼻、舌、身、意）會變得更加敏銳，眼睛放鬆會變亮；耳朵放鬆，耳根會變敏銳；鼻腔放鬆，嗅覺會變靈敏；皮膚放鬆，觸覺會更細緻；舌頭放鬆，味覺會更敏銳；意念放鬆，頭腦會更加敏銳清楚。這是因為我們將眼、耳、鼻、舌、身放鬆之後，使其壓力解除，並同時清除其內在的陳積廢物，而神經的傳導也更加的靈活。

這時我們除了對身心有益的東西更容易感受之外，對有害的物質也會排斥得更厲害，就像聞到二手煙就有痰生起，自動將其身體的自動防衛系統增強了。

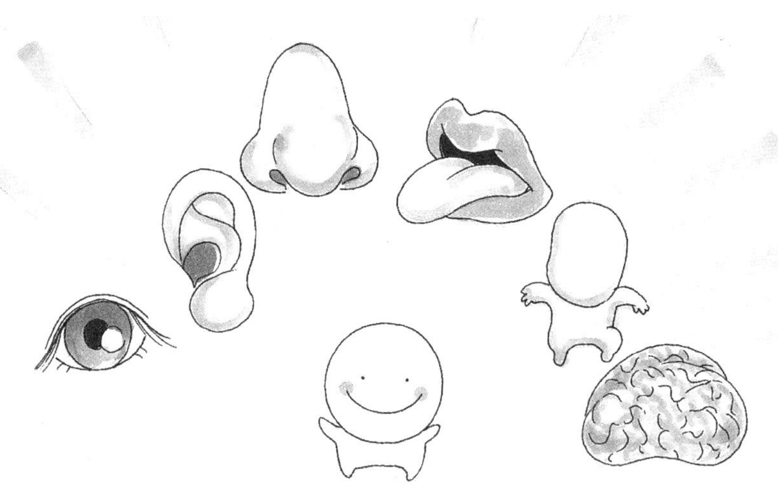

充分練習內臟、內部肌肉放鬆法後
會感到六根（眼、耳、鼻、舌、身、意）變得更敏銳

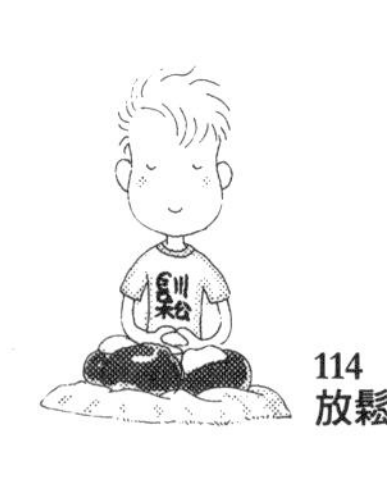

4 全身各大系統與細胞的放鬆

從體內的骨骼、肌肉、腦髓、五臟六腑放鬆之後，我們進一步做更徹底、更深層的放鬆。此時，必須配合專注的觀想。這不僅讓我們的骨骼、肌肉、內臟得到前所未有的抒解外，更能深入一層使我們體內細緻的組織系統、經絡以及細胞，得到完全放鬆。

經由此一階段的訓練，可以讓存積於體內的各種毒素、雜質以及長期累積下來的緊張、壓力全部解放出來，恢復身心原來的清淨與彈性。

一般的放鬆方法，無法做到如此內層的放鬆，因此成效並不顯著。如果讀者能循序依次地按照本書指導練習，從第一階段做到第四階段時，將會發現：生命的潛能原來如此寬廣！

第四階段的放鬆動作如果做得確實，長久練習下來，可以將我們人類的潛能完全喚醒，不僅可以達到毛孔呼吸，更能使細胞全面活化。

· **步驟**

本階段課程，是延續前面課程基礎而更精細化、更內層化。所以，首先我們必須要將骨骼、肌肉及腦髓、內臟、體內各部器官肌肉完全放鬆，然後再繼續本階段的放鬆。

1.放鬆所有的呼吸系統：讓自己全身的呼吸系統壓力解除從內放鬆，使呼吸變得更深，更宏大，更順暢，連全身毛孔都張開呼吸，感覺到呼吸甚至可以進入腦髓、內臟各器官，甚至到手指尖，腳趾尖。

2.放鬆全身所有神經系統：讓所有觸覺的壓力消失，從體內到體外，所有的神經系統放鬆、清晰、穩定而敏銳，就如同明鏡一樣。

3.放鬆所有血管：讓自己血管的壓力解除，使血管柔軟、放鬆、富彈性而宏大，血液流動通暢而清淨。

4.放鬆所有循環系統、內分泌、經絡：使全身所有循環系統的壓力解除，恢復自然功能，完全放鬆而且有勁的運作，使全身的生命能量，自然傳導，使每一個細胞再生與活化。但千萬要讓身心自然運作，不要刻意導引，以免產生壓力，使其力能減弱。由於身心太過細

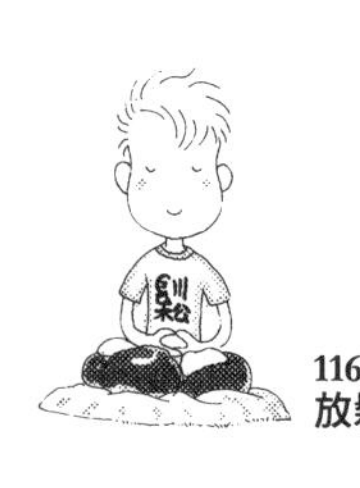

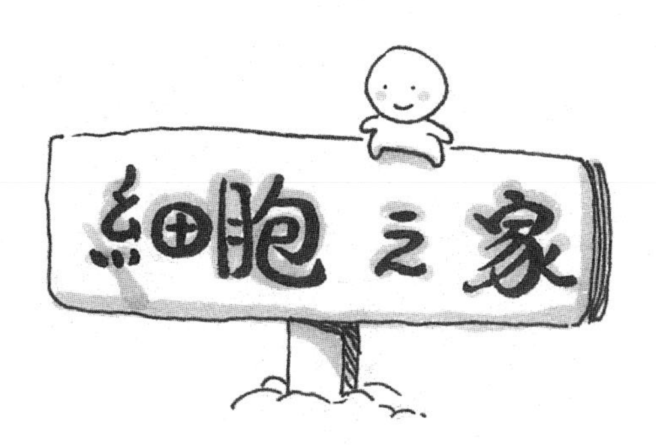

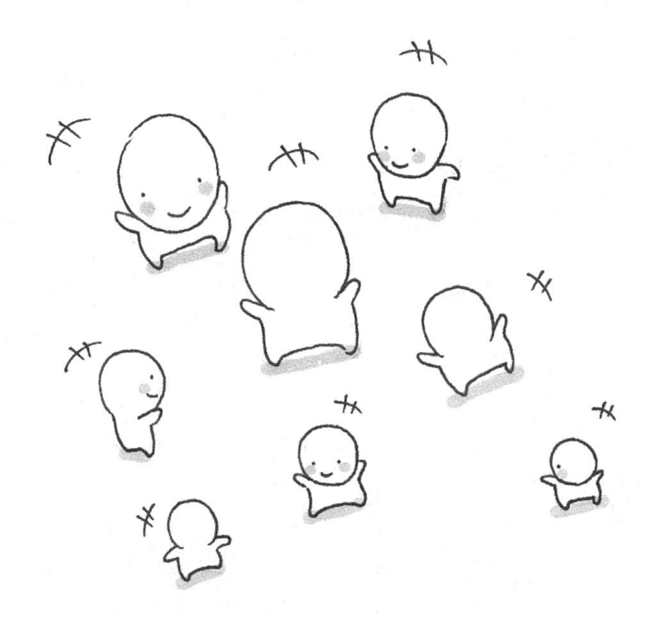

全身各大系統與細胞的徹底放鬆，
能完全喚醒我們的潛能，使細胞全面地活化

密，意識層是無法精確處理的，所以信任自己的生命本能，其自然運作比意識導引強過千萬倍。

5.放鬆頭部至兩腳的細胞：我們將從腦髓的細胞開始到骨骼、骨髓、肌肉、皮膚等等的細胞之壓力解除。因為心理意識壓力對細胞與內部系統影響極大，此時將細胞的控制與壓力解除，意識祇剩下完全的覺醒力量，宛如明鏡一般，不要有任何的意識壓力加諸細胞之上。

此時，每一個細胞完全覺醒、活化，感覺可以自由自在地放鬆呼吸，具有無比的生命力，除了相互之間的分工更加協調，增進整體的運作之外，每個細胞似乎都是獨立自主，擁有完全的自由意識，現在我們已經讓全身的細胞完全覺醒了！

·解說

全身細胞的放鬆，練習熟練、確實、達到之後，會產生不可思議的效果。例如：

意念觀想可讓腦髓細胞呼吸，吸氣時會有脹滿的現象，而呼氣時，細胞會有收縮的覺受，手指也一樣，達到這個境界，身心將可慢慢脫胎換骨。例如，此時腦部可以達到功能區分，而將區部功能開啟或關閉，如：可

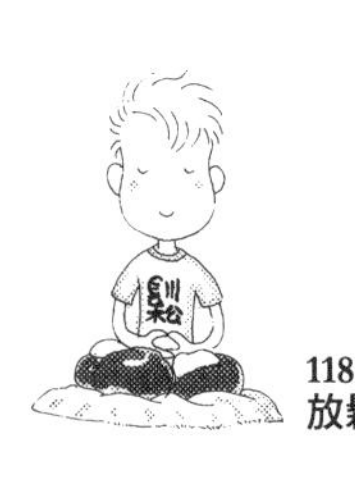

讓前腦額葉休息，其他部份繼續運作。

有時毛孔甚至會有風動的感覺，這是毛孔開始慢慢有氣聚現象。

當腦部與雙手放鬆後，右手以意念握拳，左腦會有熱、麻等感覺，或輕微的隆隆聲。左手也一樣，代表手與腦神經系統及氣脈結合。所以手的運動，不只是手的肌肉、骨骼得到活動，也影響腦部，幫助腦部運動。

當我們全身上下的細胞完全放鬆之後，再接著進行下一階段的放鬆。

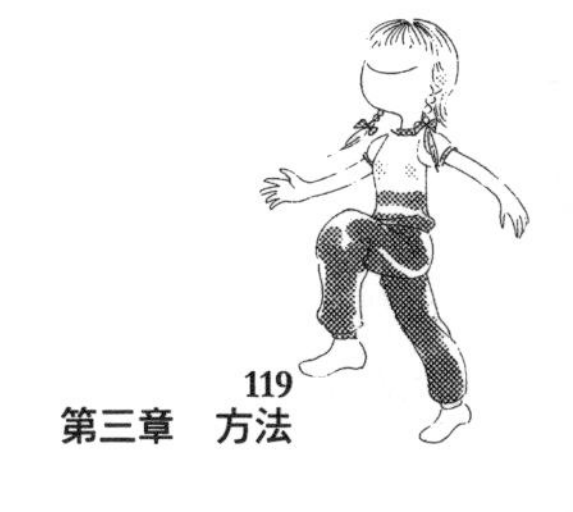

5 全身細胞化成水

對於一般人而言，將全身化成為水，是不可思議的事。

事實上，我們將全身細胞的根本構造，透過完全的放鬆與解構，可以化成液態的水，這種觀想練習法，不只對我們的身心健康與創造能力有極大的幫助，並將使我們的身心有革命性的超越！

而在佛教的禪觀當中，就有所謂「水三昧」的修持法，在《楞嚴經》中記載：月光童子修成了水三昧，全身化成了水。而西藏的大修行人密勒日巴也有水三昧的成就。

· **步驟**

1.全身放鬆：首先延續前述的放鬆方法，徹底的將骨骼、表皮肌肉、內臟、細胞放鬆。

2.全身化作雪花：想像全身的細胞逐漸化作白色的雪花，整個器官、內臟也整個變成一團白色的雪花。

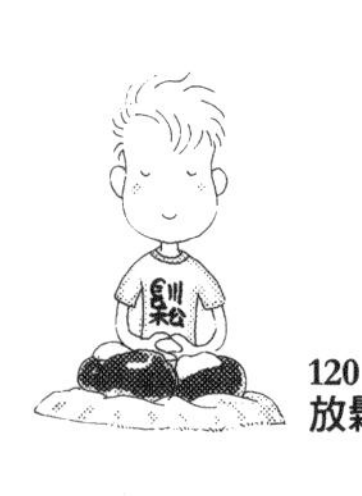

3.想像陽光照耀：想像天上無雲的晴空，陽光不斷的照耀。

4.想像雪花在陽光下融化：在陽光不斷的照耀下，由白色雪花的細胞所構成的我們人身，開始變得晶瑩，即將逐漸融化。

5.想像頭髮融化成水：漸漸地，我們的頭髮融化成透明清澈的水。當觀想身體各部份融化成水的時候，還是保持著身體的形狀，就像透明的人形水球一樣。因為身體有保持形體的凝聚力，而使已融化的清水具有人形。

6.想像頭皮、腦殼、腦髓完全融化開，變成清水：腦髓的融化，是從腦的中心點，像水泡一樣向外融化，一個細胞就像一個小水泡一樣化開，然後全部融化。

7.想像眼睛融化成水：從眼珠內部向外逐漸融化成清水。

8.想像耳朵融化成水：從內耳、中耳再到外耳融化成水。

9.想像鼻腔融化成水：鼻腔、鼻樑到整個鼻子都融化成水。

10.想像口腔融化成水：從舌頭、牙齒到整個嘴腔融化成水。

11.想像整個頭部化成清澈的水。

12.想像頸部融化成水：從喉嚨到頸部融化成水。

13.想像兩肩融化成水：從骨髓、骨頭、肌肉到表皮都化成水。

14.想像兩臂、關節、兩手、手掌、十指都融化成清水：從內到外由骨髓、骨頭、肌肉到表皮都化成水。

15.想像胸部的骨骼、肌肉都化成水。

16.想像內臟、心、肝、脾、肺全部化成水。

17.想像背部化成水。

18.想像腹部化成水。

19.想像胃、腸化成水。

20.想像腎臟化成水。

21.想像腰部化成水。

22.想像臀部化成水。

23.想像大腿、膝蓋、小腿、腳掌、腳趾都化成水。

現在全身化成人形的清水，宛如水泡一樣透明、清澈。

· 解說

身體化成水是一種很有創意的放鬆方法，這又可分

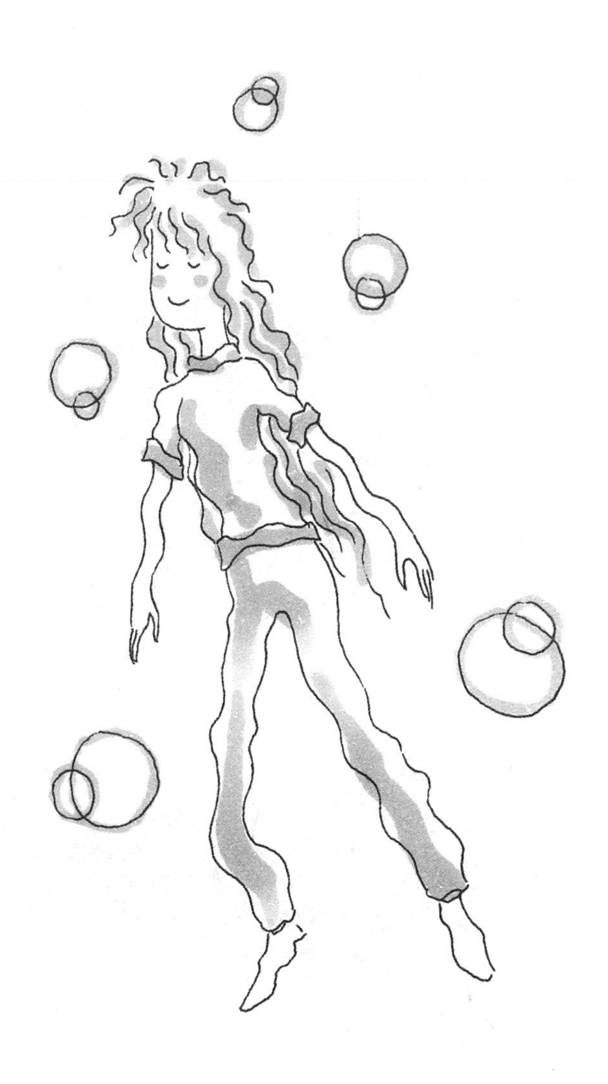

想像全身化做清徹透明的水

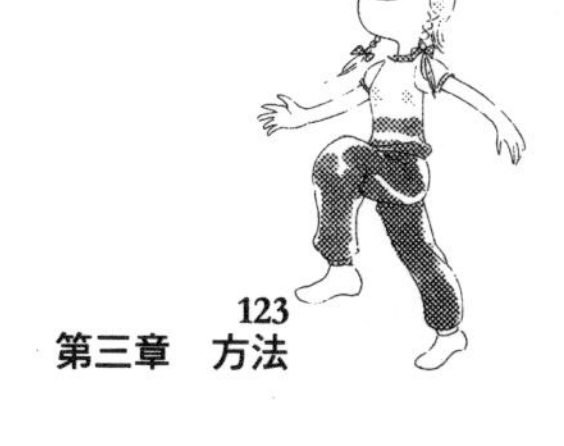

做兩種方式：一種是自己感受到整個世界化成為水；一種是別人真實看到你的身體化為水。

前者在佛教中稱為「水遍一切處三昧」，後者稱為「水三昧」。這並不是那麼容易達成的，但是透過這種練習，可以逐漸達成目標。經常練習全身化成水的放鬆方法，會產生下列現象：

1.充滿創造力：可以隨時有新的理念、點子和創意的產生，思緒靈活、源源不斷。自己的心宛如明鏡或螢幕一樣，可隨時投射或創造各種心象。

2.能夠局部改變自己身體的溫度，如果感覺很熱，可以馬上以「水觀」降低身體溫度。

3.可以局部控制或調整自己的心跳、血壓。

6 全身化成空氣

在佛教禪定中，又有所謂「風三昧」的修持法，就是使自身化為風的自性，與風合而為一。如同仙道的修行最高境界為「氣化身」，即所謂「散而為風，聚而成形，日照無影」。

而在印度瑜伽的最高修行境界，是與至高無上的意識（梵）結合，完全與大我合一，脫去色身的束縛，進入無色界，也可以達到這個境界。

將全身觀想化成氣體，對身心有不可思議的效果，不只能徹底讓身心完全放鬆，解除所有壓力，也可以延年益壽，返老還童，對情緒、智慧、創造和決斷能力有絕佳的增進力量。

· 步驟

1.重複一至六階段的放鬆：首先重複前述六階段的放鬆方法課程，將頭部與雙手骨骼、皮膚肌肉、細胞等徹底放鬆，然後再將細胞化成水。

2.想像陽光下不斷照耀：此時，在無雲的晴空下，陽光持續的照耀，使化成水的細胞不斷的接收能量。

3.想像水的身體化成空氣：這個水形身不斷的接受能量，而直接蒸發化成氣體：在氣化的過程中，細胞不斷地級收能量，但不必使水身溫度太過升高，才化成水氣。而是能量積聚在水身的每一個細胞，能讓水直接蒸發成氣體。

4.頭髮化成空氣：感覺頭髮化氣之後，跟周遭的空氣可以完全流通。

5.頭皮、腦殼，腦髓完全化成空氣：從腦的中心點心成空氣，然後像氣泡一樣，一個一個細胞向外氣化，然後全部變成空氣。

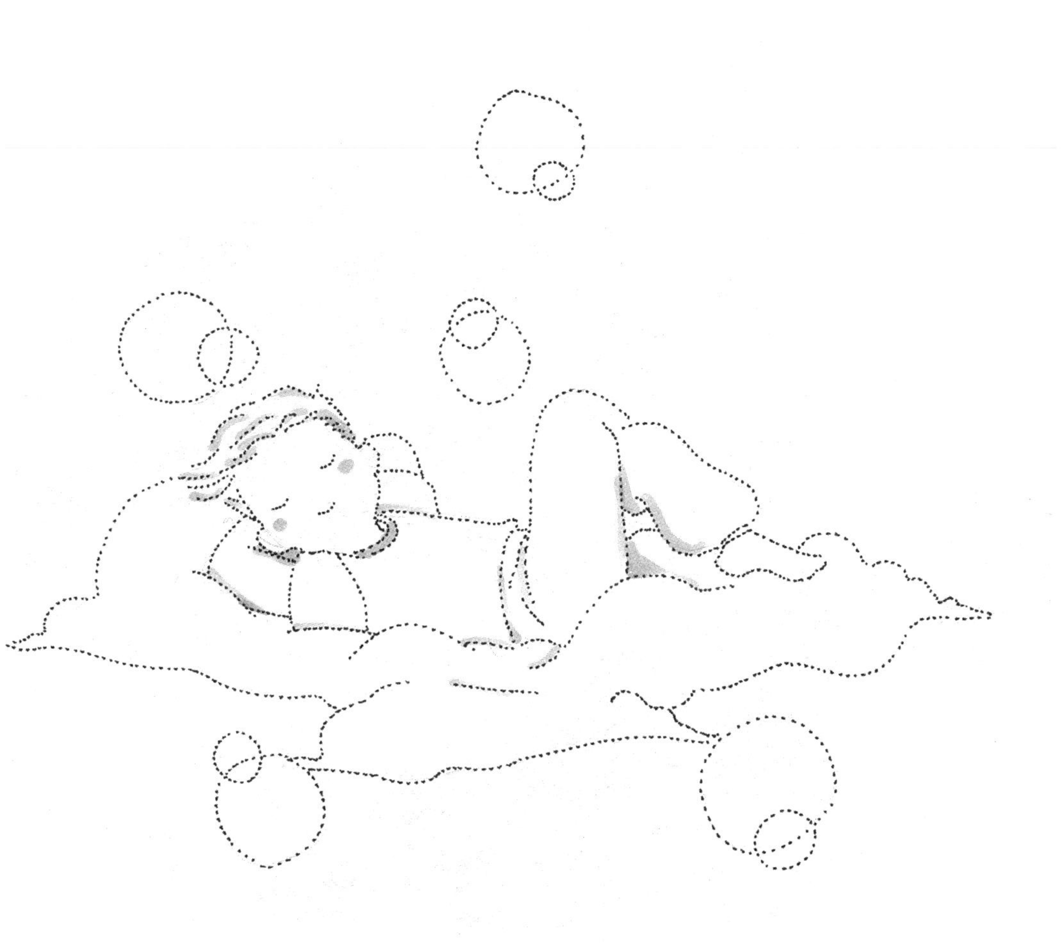

觀想全身化為空氣，不僅可以延年益壽、
返老還童，更能增進智慧與決斷能力。

7 全身化成光明

想像全身化成空氣之後，現在我們更進一步，使身體充滿了宇宙的能量，氣化成光明，使身體成為光明身，就宛如無色透明的水晶一般，很亮而沒有顏色。

・步驟

1.重複一至六階段的放鬆：將前述課程，從骨骼的放鬆到全身化成空氣確實地練習一次。

2.想像宇宙的光明注入氣化的身體：化成空氣之後，感覺從十方的宇宙中，有無限的光明，不斷的注入照耀在氣化的身體；由於全身已氣化成完全透明，所以光明能夠沒有障礙的注照。

3.想像每個細胞放出無限光明：由外光引發自身的光明，全身的每個細胞放出無限的光明。

4.頭髮也化成光明。

5.頭腦的腦髓、骨骼、表皮都化成光明。

6.眼睛從內到外化成光明。

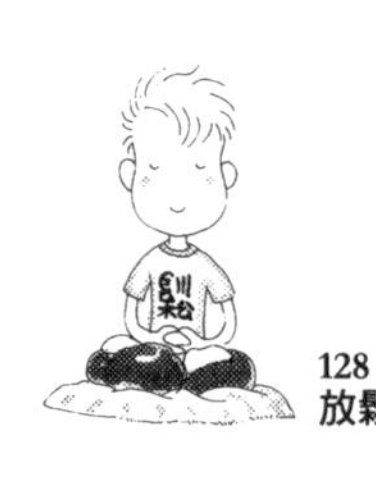

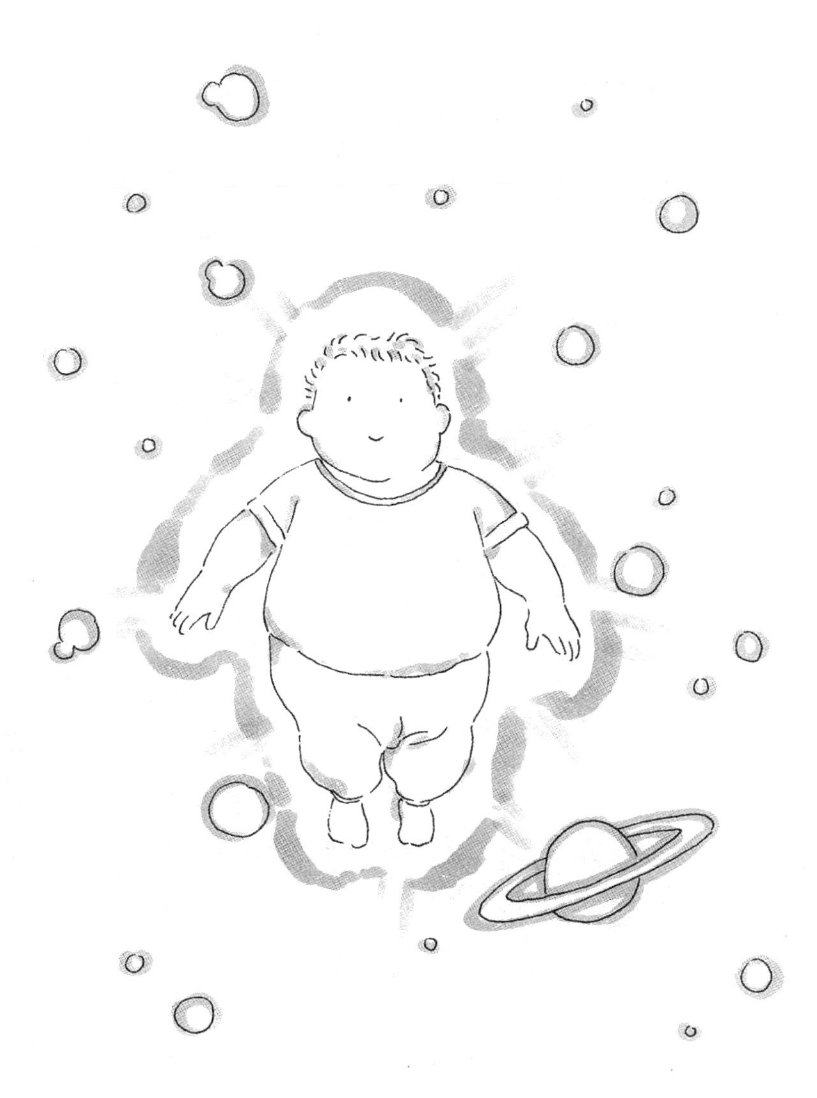

化成光明的放鬆法，可以將宇宙的光明引至體內

7.耳朵從內耳、中耳到外耳化成光明。

8.鼻腔化成光明，從鼻腔、鼻樑到整個鼻子化成光明。

9.從舌頭、牙齒到整個嘴腔化成光明。

10.頭部全部化成光明，像太陽或月亮一般。

11.從喉嚨到頸部化成光明。

12.兩肩化成光明，從骨髓、骨頭、肌肉到表皮都化成光明。

13.兩臂、關節、兩手、手掌、十指都化成光明。

14.全身都化成無量無邊的光明，讓光明安住。

·解說

這個階段如果練習的成效良好，會產生不可思議的效果，例如可以引外光進入體內，大自然的日光、月光、星光、燈光，都可以透過心意識或雙眼引入體內。

而自己的腦部可以像電燈一樣。在頭腦昏沉、蒙昧時，用意識將腦細胞點亮，就像開燈一樣，此時會有清晰的光明覺受，使頭腦功能勝於從前。

如果頭、手感覺有障礙或疾病時，可以用內在光明照耀，讓障礙或患部的細胞顯起光明，來去除障礙或減

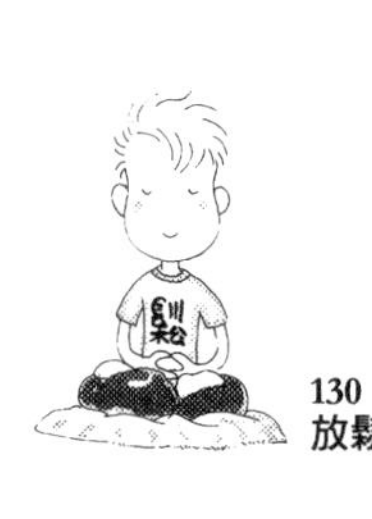

輕疾病。也可引用外在光明導入身中，增強能量。

身心放鬆時，只要一念憶起，則能隨時讓宇宙的能量引入，補充自身，完全自主；但是我們要了知這是純粹由心念所引生，不要執著而生起幻境。

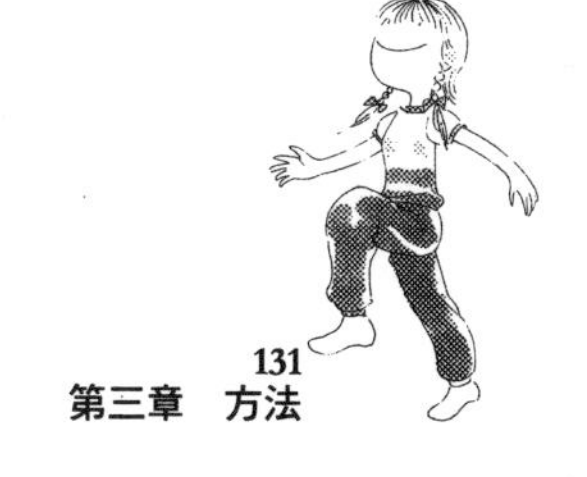

8 迴歸光明‧自生自顯

從第七階段的全身化光之後，將進入本課程的最後階段；在前面的課程，是以自己的心意識來觀想，將頭、手化成水、風、光明，而現在要將光明的意識消失，讓光明宛如天上的太陽、月亮的光明一樣自生自顯。

‧步驟

1.重複一至七階段的放鬆：首先我們將前面第一至第七階段的課程確實修習。

2.讓光明的念頭消失：現在，光明的念頭完全消失，讓放出光明的念頭自然消失，所有光明只是自生自顯。

3.讓過去的念頭自然消失：腦中的意識（念頭）是比光明更細微的存在。所以，我們不僅要讓光明的念頭消失，同時，也要讓念頭本身消失掉。現在，過去的念頭已過去了，不必再憶念，就如同《金剛經》所說的：「過去心不可得。」不憶念過去，讓過去的念頭消失。

4.讓未來的念頭不生起：未來的念頭還沒有到，不必去設想臆測。正如《金剛經》所說的：「未來心不可得。」不臆想未來，讓未來的念頭自然不生。

5.讓現在的念頭自然消失：現在的念頭，在剎那、剎那間消失生起，現在不要去刻意的打破或想像，讓念頭像從水中生起的水泡，一個個破滅，念頭自然消失。

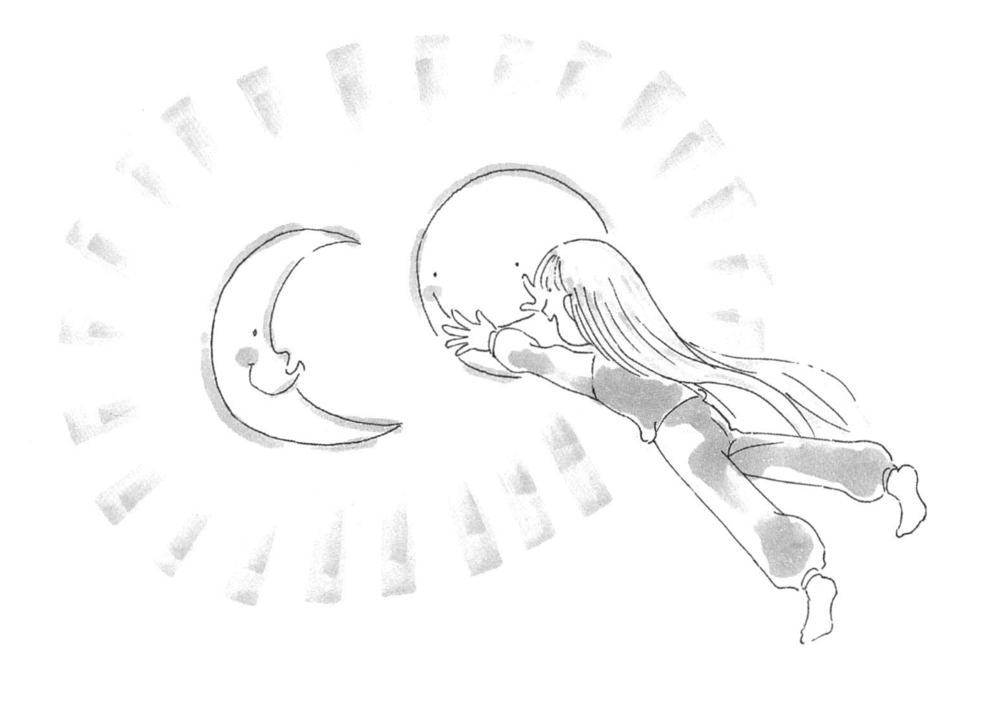

迴歸光明，自生自顯

6.讓光明自生自顯：身心在完全覺醒而沒有意識運作的狀態，不再有光明的意念，但是光明能自生自顯，宛如月輪一般。

至此，我們已完成了所有進階課程，達到最高的境界。在這個境界當中，任由身心完全的放鬆安住，直到想要回復平常狀況為止。

・解說

這是本放鬆課程的最高境界，達到心的完全自由，並且光明意識也不再生起來控制我們的心。

此課程完成之後，心中沒有任何障礙，十分廣大且自然專注放鬆，任運自在。

自然感覺光明，就像眼睛戴著水晶的罩子一樣；沒有任何導引意識；但是光明卻像客觀的日、月一樣，自生自顯。

3.身體輕柔無比，若有若無，沒有負擔。

4.創造力源源不絕，對人生積極而不執著。生命能力大幅增加，宛若成為全新的一個人！

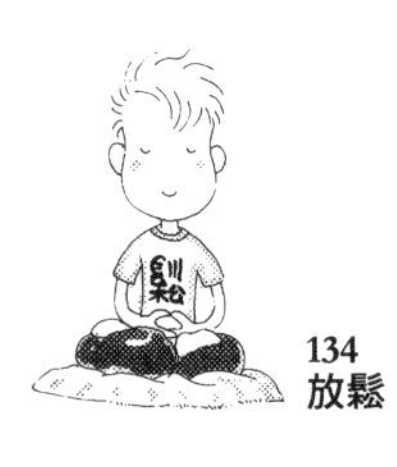

9 結束練習

到達第八階段的放鬆之後，我們已經學習到放鬆禪法的最高境界。

我們的身心安住在自生自顯的光明中，當我們要回復到平常狀況時，不要猝然結束，要依照以下的步驟回復到平常的身心狀況。

1.讓意識回復到平常運作情況。

2.想像宇宙與自身的所有光明，回收到心輪。

3.眼睛睜開。

4.身體先輕微的搖動，再慢慢的加大搖動。

5.接著按摩頭部、頸部、雙手及全身。

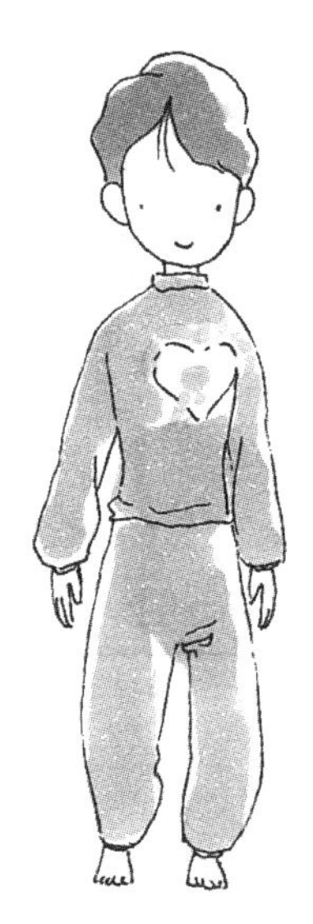

1.意識回復正常狀況→光明到到心輪→眼睛睜開

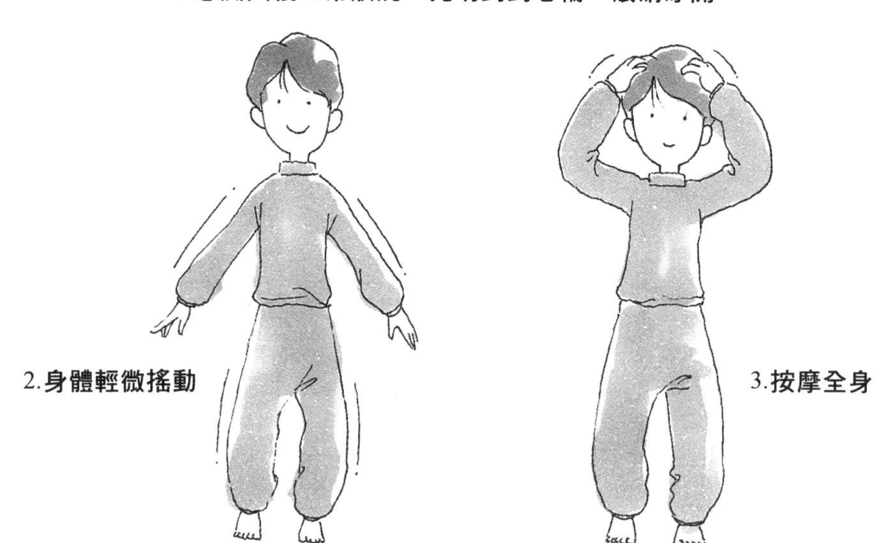

2.身體輕微搖動

3.按摩全身

結束練習時，要依序讓身心恢復到正常狀況

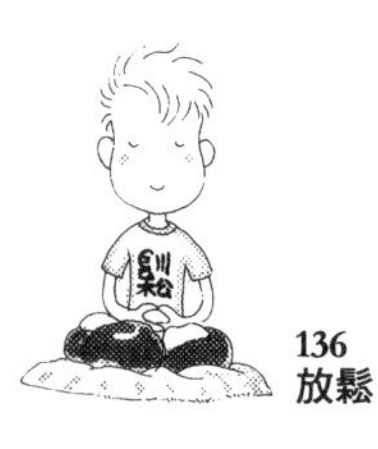

10 總複習

本教學課程以「鬆」為要領，心境完全放鬆，身體完全放鬆；如此身體的脈結才易開通，氣血之運行也較能順暢，達到健康的目的。

經過以上八個階段認真的練習，之後我們每天就可以從第一階直接放鬆到第八階。以下是八個階段的總複習：

1.全身骨骼放鬆：兩腳略曲膝與肩同寬，全身放鬆，頭骨放鬆→頸骨一節一節的放鬆→肩膀→兩臂→兩手→手掌→十個指頭→胸骨→肋骨→肩胛骨→脊椎骨一節節地放鬆掉下來→胯骨→大腿骨→小腿骨→腳掌→十趾完全鬆開。

2.皮膚與表面肌肉放鬆：頭部肌肉放鬆像海綿一樣→臉部肌肉→頸部肌肉→兩手臂、兩手肌肉鬆開→手掌→十指→胸肌→腹肌→兩腳、背部肌腰部肌→臀部→大腿→小腿→腳掌→十趾肌肉完全放鬆，身心極為喜悅、輕鬆。

3.腦髓、內臟與內部肌肉放鬆：腦內腦髓全部鬆開→眼睛、眼球→內耳、中耳→鼻腔內部→嘴巴、舌頭、牙齒→頸部內部、喉嚨→肩膀內部肌肉→兩臂兩手→手掌→十指內部肌肉→胸腔內部、肺、心、肝、脾、胃部的內部器官→臀部→大腿→小腿→腳掌→十趾。

4.全身各大系統與全身細胞放鬆：全身肌肉、毛孔→全身經絡→神經系統→呼吸系統放鬆，呼吸變得十分細膩，氣機充滿全身分泌系統→循環系統放鬆。在極端放鬆時有無比之喜悅，感覺每一個細胞都放鬆開來。

5.細胞化成水：細胞化成白色雪花開始溶化成水→全身變成透明水泡。

6.全身化成空氣：水泡蒸發成氣→毛孔鬆開→空氣自由地進入跟整個大氣結合在一起→整個身體變成空氣。

7.全身化成光明：宇宙的光明，不斷地照耀著化成氣的人身→身體自然化成光明→每個細胞變成像水晶般晶瑩透明，放出無量光明。

8.迴歸光明，自生自顯：心中沒有無過去、現在、未來的念頭，念頭自然地消滅→光明自生自顯、沒有任何執著→光明遍滿整個宇宙、心身不斷地放出光明，宇宙無窮光明迴射到心身，交互映攝→整個身體、宇宙變

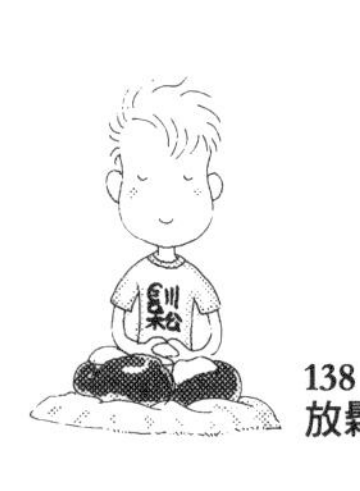

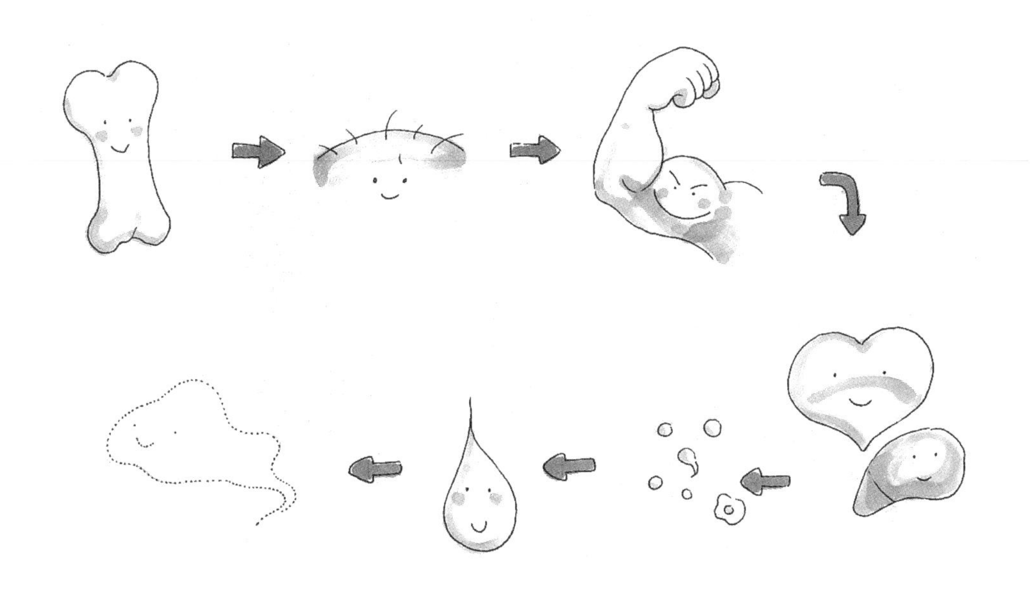

骨骼→皮膚、肌肉→內臟→全身各大系統與細胞放鬆
→化成水→化成空氣→化成光明

成無窮光明→我們的心智變得極為敏銳，宛若大圓鏡一樣安然不動。

以上八個階段的放鬆練習方法，如果能持之以恆的練習，我們可以達到以下的效果：

1.肌肉與骨骼的放鬆：這是指身體外部的肌肉被部分及支撐部分的放鬆。一個訓練有素的運動家應可輕鬆達到此境界，因為只有肌肉骨骼的完全放鬆，才能在瞬間爆發出最大能量。而且由於放鬆，得以完全新陳代謝，能量將可均布於全身，身體必然可以健康不容易生病，這也是為什麼放鬆可以養生的道理。

2.內臟的放鬆：我們的內臟一般都稱之為不隨意肌，它是自動運轉不受意志控制的部分，但如果我們隨時觀想放鬆，久而久之，我們的內臟將會更自在安然的運作，而且我們的情緒也會更安穩平靜。如果內臟得以隨時放鬆，那麼四大調和，我們的身體幾乎可以百病不侵。

3.循環系統與內分泌的放鬆：這一層比較難達到，內分泌與血管等是古稱「氣脈」的一部份，氣脈尚包括人體內的穴道，甚至是細胞間如電之傳導般的「氣之交換」皆是，如果可以完全放鬆，就可以控制壓心跳。這樣遇事不緊張，隨遇而安，在一般事務上就可達到「心安」的境界。

4.腦髓的放鬆：腦細胞的運作，意識傳達、分析與指令，它應屬於唯識學六識中的「意」識，指著眼、耳、鼻、舌、身等五識。人類亙古以來，皆以意識運作來表現出「生存」，這也是一種生命長久以來的慣性力，很不容易放鬆。

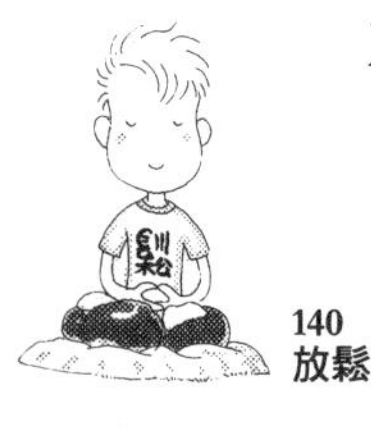

如果能完全將腦細胞放鬆，那麼我們在夢境的修練上將有不可思議的突破，可以達到「夢中作主」、「夢幻光明」的境界，隨時隨地皆得自在。這個境界在本系列後續的《睡眠》一書中會有詳細的解說。

5.全身細胞的放鬆：「生存」的執著來自腦部，而「生命」流轉的全體執著，卻來自全身上下每一個細胞，這是因為細胞中保管我們遺傳與進化的密碼。

此時的放鬆不但是細胞之間的連結與運作關係（形成各種器官）解開束縛，而且還會讓細胞本身的核糖、核酸與細胞質的完全放鬆，這種放鬆的微細程度難以言喻。

由於細胞是生命體的基本單位，如果能將細胞緊張束縛的力量放鬆得自在，正是打破生命慣性最徹底根本的方法。

6.五大的放鬆自在：地、水、火、風、空是物質世界的五大特性，這五種特性是從最徵細的粒子到全宇宙皆存在，它貫通了「心、氣、脈、身、境」，也都各有其慣性力。這種張力如果能獲得解縛放鬆，那麼對我們而言，世界不再如慣常一樣存在。

它可能完全崩潰，也可以重整為不同的型態，甚至世界會變成他想顯現的某一種單一特質，以佛教禪觀中的水遍一切處、青遍一切處等十種遍一切處禪法為例，就是依此原理而成。

本書的放鬆禪法，都是以鬆為口訣，除了一般身、心的放鬆之外，我們還可以更深入觀察。

生命深層源於自我保護的緊張，如果我們能夠放鬆自我執著，消除一切自己與他人對立的生命慣性，生命徹底放鬆，這時我們的身心已經完全均衡，所以身體、外相必然會發生革命性的改變。

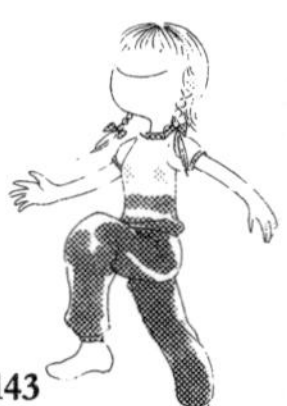

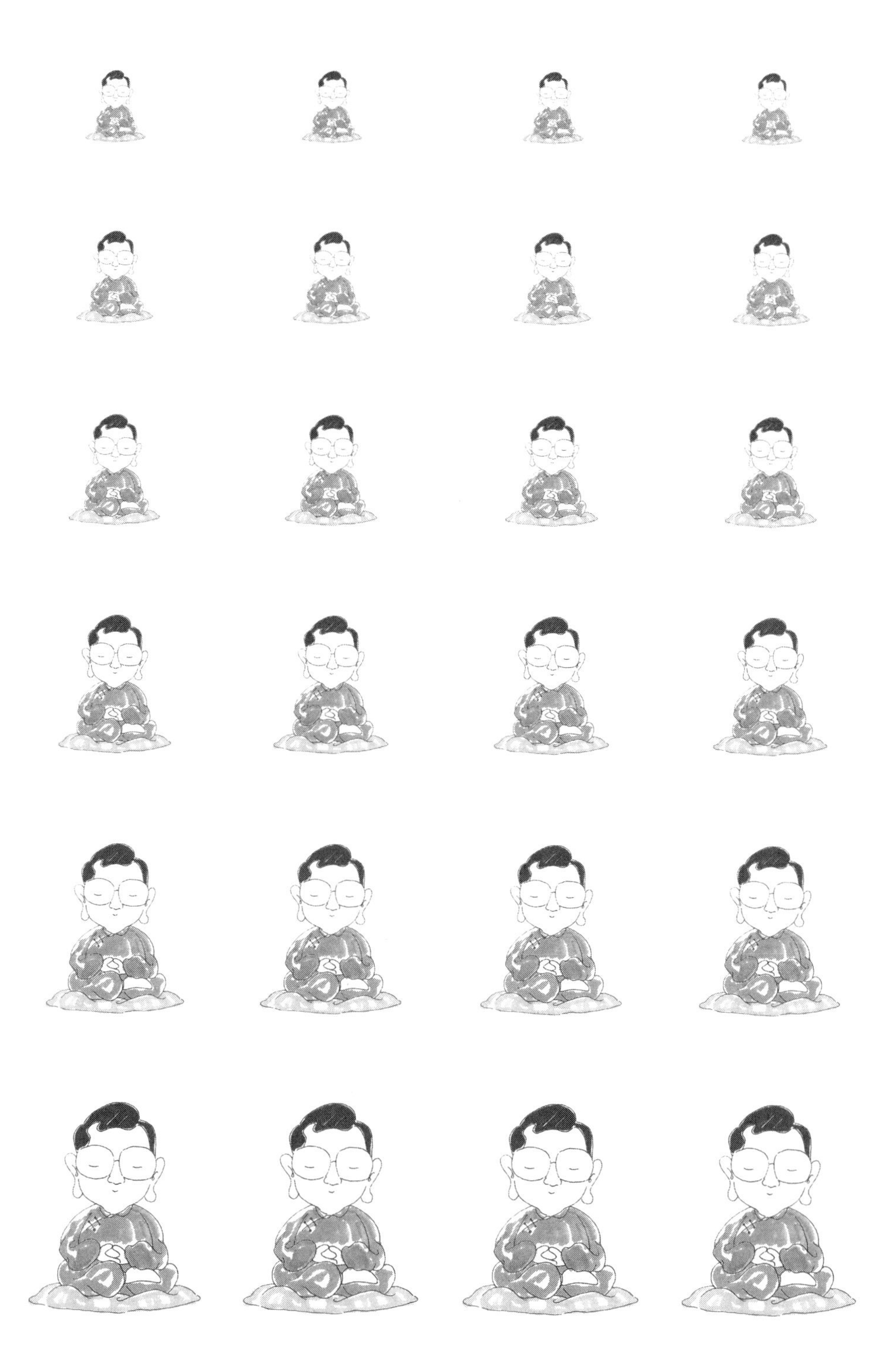

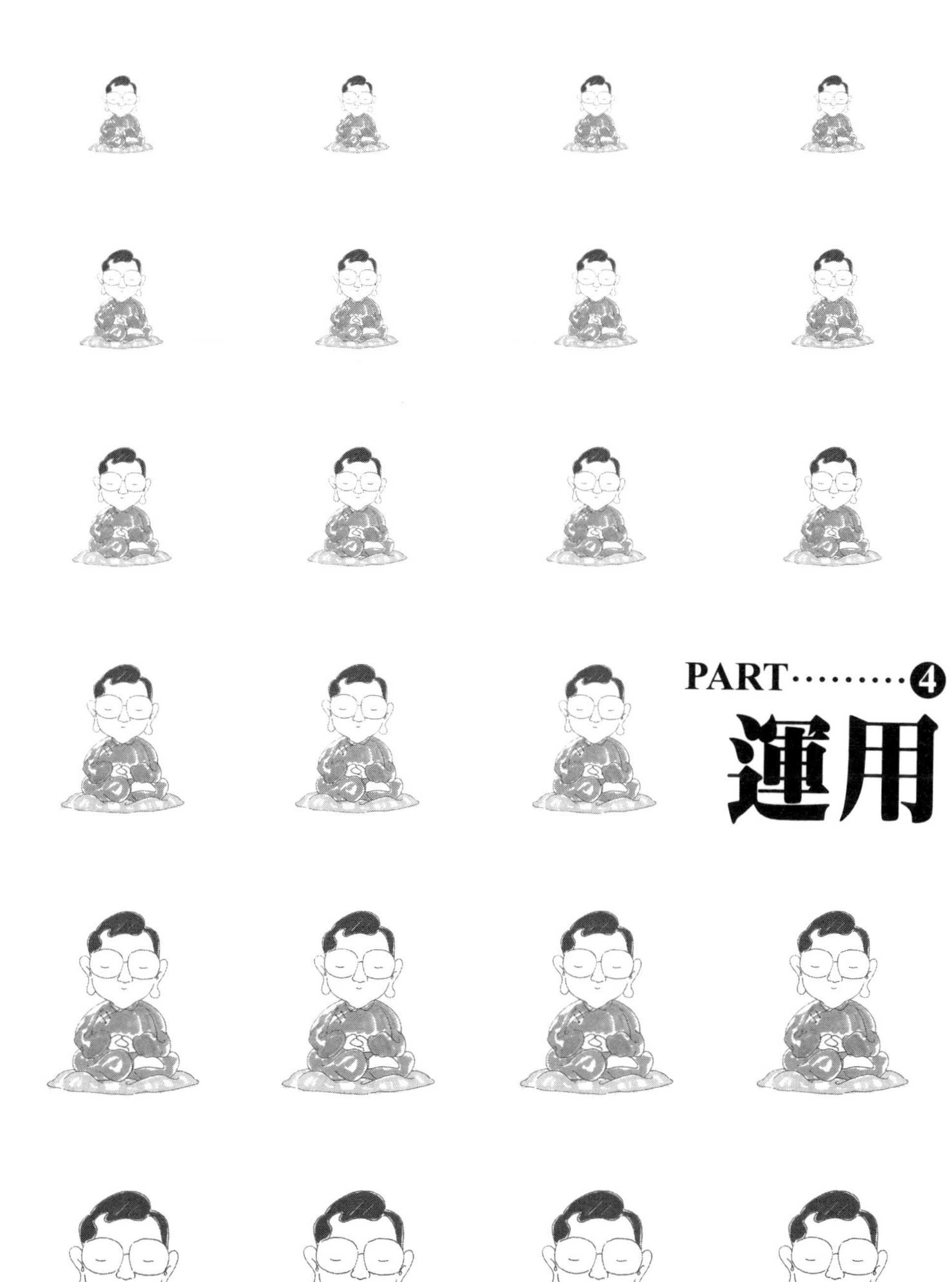

PART………④ 運用

1 放鬆的新生

經過之前的放鬆學習，我們對放鬆已經有了更深的體會。在本章，我們要更進一步討論在生活中如何隨時隨地放鬆，逐漸達到完全放鬆的生活。

在一天的開始，我們早晨起身後，就開始要洗臉、刷牙，清淨身體。這時候我們不要緊張，也不要草草了事，讓身體完全放輕鬆，呼吸也放鬆了，動作一點都不草率，讓身、心、息融合在一起。

洗臉時，我們把眼垢洗乾淨，把昏沈的睡意洗去，將身心一切染穢轉成清淨光明的明空境界。於是我們的心就如同廣大明淨的圓鏡，除去塵垢之後，自然就清淨了。我們的身清淨之後，呼吸也柔暢了，心、息、身三者都如同大明鏡一般，映照出人生成功的願景。

・晨起放鬆的方法

我們站在鏡子前面，將整個身心放鬆，從頭骨開始往下放鬆，放鬆到全身，放鬆到整個身體的筋骨，放鬆

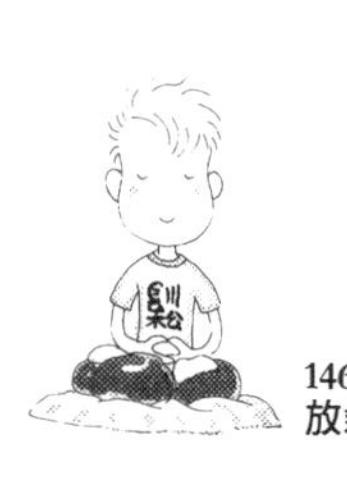

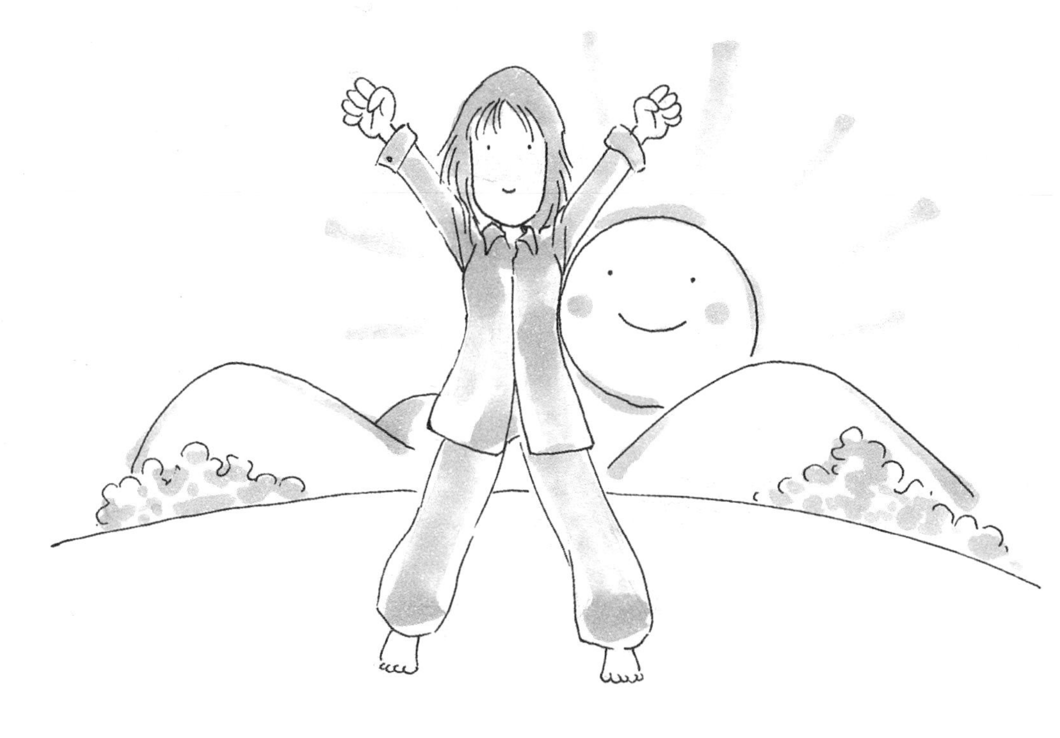

每一天早晨都是放鬆的新生

到所有的肌肉、內臟、到所有的細胞。

連呼吸都放鬆了，將身體裡面所有不愉快的感覺，從口中、鼻中全部吐出去。

感覺自己從口中、鼻中吐出所有的怒氣、不滿、憂愁、苦惱，把全身所有的不如意、不圓滿，全部吐掉。

讓身體的每一個部位放鬆，呼吸會自然而然滲入身體每一個部分，清除掉身體裡面不好的空氣。當呼吸變得很柔和、很微細，不再像過去那樣強勁時，自然會慢慢滲入到我們身體每一個部分。這時，我們會感覺到呼吸也是充滿著喜悅，而使每一個細胞活化起來，它甚至會跟我們每一個細胞嬉戲。

在這種情形下，我們全身上下每一個細胞都可以得到充足的能量，得到交換，將裡面惰性的物質全部排除掉，這時我們身心會感到十分地舒暢。每一個細胞而沒有壓力完全舒暢地微笑起來。

這時，我們可以將呼吸所造成的笑滲透全身每一個筋絡，全身的筋骨，全身的肌肉，使身體所有的部分都能夠充滿了笑的空氣。

微笑新生的那一剎那，我們讓自己從心的最深層完全放鬆，感覺到完全改鬆的喜悅、生生不息。重新開始微笑起來，整個心笑起來，笑得很舒暢。我們的心也跟著變得很柔和，讓笑能夠滲透到全身每一個地方。

這時候，我們整個的身心完全放鬆了，宛如新生的嬰兒一樣，那麼純潔、那麼自然、那麼柔軟。

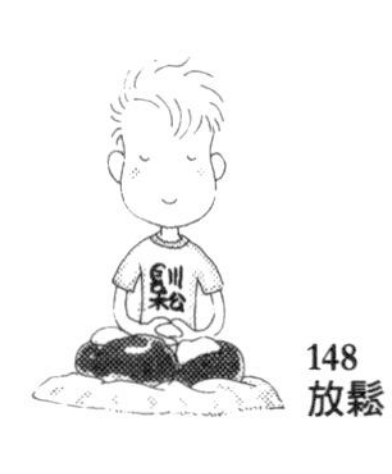

2 飲食放鬆法

在電視上我們常看到：忙碌的上班族，一手提著公事包，一手穿外套，嘴裡咬著麵包，急著趕出門的景像。

現代人可能無法花很長的時間慢慢吃早餐，其實，吃東西時間不一定要很長，吃的時候好身心放鬆，然後慢慢咀嚼，如果緊張地把食物狼吞虎嚥，不僅容易消化不良，也是最不合乎養生原則的。

·放鬆消化飲食的精華

如果吃飯時，身心不能放鬆的話，是沒有辦法吃出食物味道的。因為我們身體緊張的時候，舌苔會佈滿舌頭，結果把味蕾都蓋住了，使得舌頭緊縮，味蕾無法舒張，當然沒有辦法嚐到味道。

有的飲食專家，在平日都有刷舌苔的習慣，就是因為舌苔會影響味覺。

再者，我們身心緊張時也會減少，沒有唾液，食物就不好吃了。只有身心完全放輕鬆，才能吃出食物的味道。

我們的身心如果能放鬆，如此不但能嚐到飲食的妙味，而且對食物的營養更能完全吸收，身體緊張的時候是無法吸收營養的。

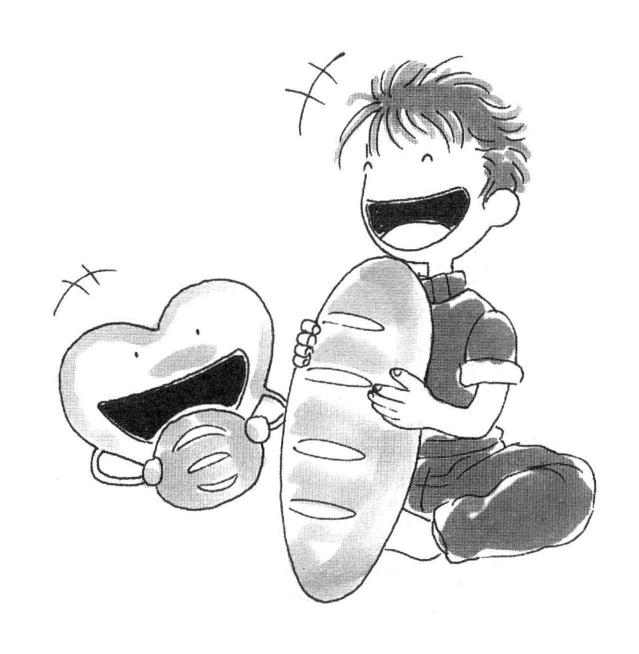

只有身心完全放鬆才能嚐出食物的真滋味

身心很放鬆的人，對食物的營養或損害，感覺非常敏銳，而且身體的反應也很快，所以如果吃到不新鮮的食物，很快就會將其排出體外。

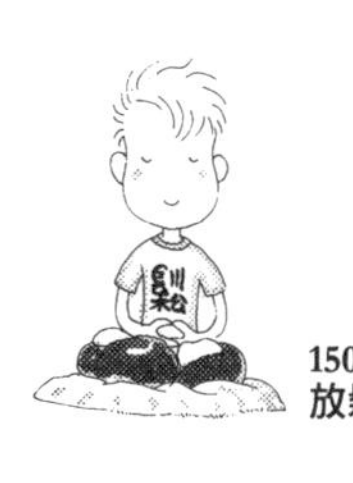

其實，食品裡面不是只有營養而已，還有能量，所以即便是同樣成份的東西，天然的食品，它的能量一定比較高。所以，平時不妨多吃天然、較少加工的食品。

・放鬆飲食的方法

我們如何將放鬆運用在飲食上呢？

在吃東西之前，首先我們要將身心完全放鬆，特別是口腔的牙齒和舌頭，先將牙齒與牙齦從內部放鬆出來，再將舌頭從舌根到舌面柔軟的放鬆，身心專注而放鬆的將食物送至口中，細細咀嚼，緩緩嚥下。

當我們的牙齒放鬆之後，會變得更有力量，咬合也更密接，能更確實嚼碎食物，而舌頭放鬆之後，自然產生唾液，更加強了消化的功能。

身心放鬆的飲食，能吸收食物的能量，不會流失掉，否則狼吞虎嚥，如此只有吃下普通的營養成份而已，無法吸收食物的能量。善於飲食，讓我們能具足力量，具足長壽。

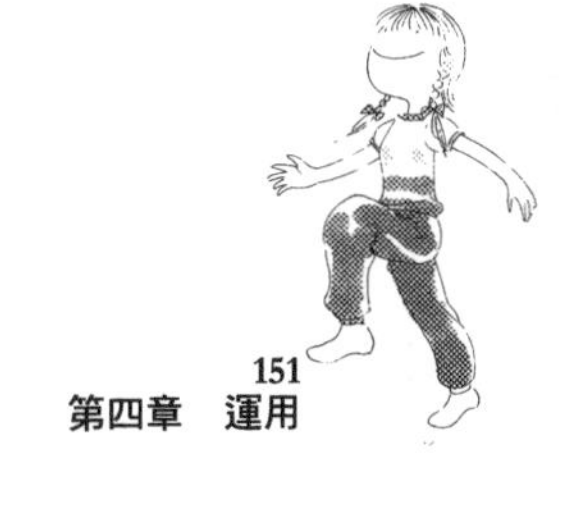

3 走路放鬆法

現代人的壓力在身心留下了明顯的痕跡。如果我們留心觀察捷運站前上下班的人潮，處處都可以發現一個個緊張、僵直的身軀，在紅綠燈下蓄勢待發，面無表情，急急忙忙地衝向目的地。

這種緊張、僵硬的姿勢會造成身心更加緊張，進而產生種種生理、心理上的疾病。如果在走路時也能掌握住放鬆的要領，日積月累，對身心的助益難以衡量。

其實，走路是練習放鬆的絕佳機會，如果能掌握要領，放鬆的走路，身心的健康將能得到極大的利益，心情也會開朗舒暢。

・如魚游於水中

走路時的放鬆有以下幾個要點：

1.平常走路時，身體全然放鬆，心中不存有任何念頭，而專注於貼地之一腳的前腳掌心上。

2.從脊椎到腰胯，以及後腳脈放鬆，就能讓腳掌完

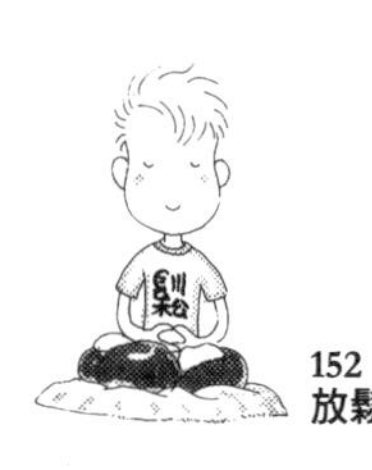

全貼於地面，如此一心行走。

3.慢步時如虎步，一步一步，腳掌全部貼地後，再緩慢而走。

4.快走時如龍行，迅速但如行雲流水，如風之行毫不黏滯。

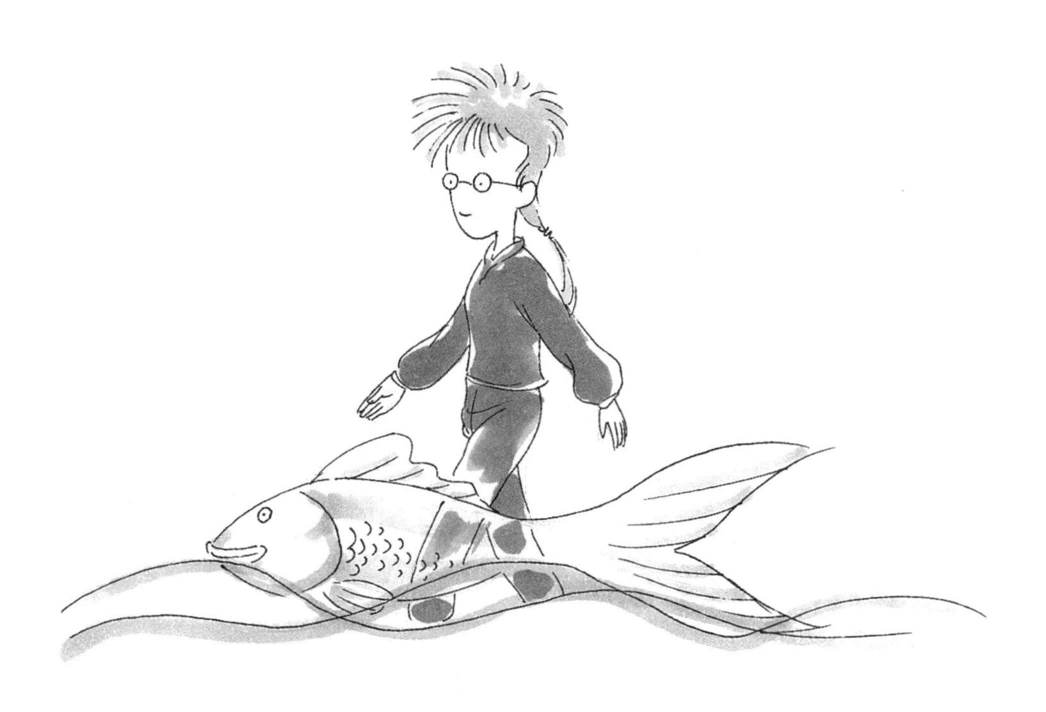

走路時可以想像如魚游於水中一般放鬆

以上的行走方式，對放鬆練習很有幫助，而且將心專注於腳底時，身體的四大容易調和，身體會愈來愈健康；如果有疾病，如感冒，也能有所助益。

我們平時行路的時候，可以用以下的觀想來達到長生的境界。

在平時走路，我們甚至可以想像是在清澈碧藍的馬爾地夫潛泳，將心、身、息都放鬆了，像魚遊於水中一樣。

放鬆走路改善身心的實例

筆者以前為企業界高階主管講授放鬆禪法時，有某企業的高階主管，平時上下班、外出都有公司專車接送，很少機會走路。他的健康狀況並不佳，學了放鬆禪法之後，他對其中走路的放鬆法特別有興趣，於是決定改變一下，就改搭捷運上下班，每天利用這小段時間來改善健康。

在走路到捷運站的這段時間，他想像自己飄浮在馬爾地夫的海水裡，等車的時候，他就練習站立放鬆，上了捷運，站穩了之後，隨著車身振動的節奏，他也放鬆地自然擺動身體，不久之後，長年困擾他坐骨神經痛的老毛病，竟然明顯的改善了！

4 放鬆入睡法

清醒與睡眠是人類的生命活動中，運作所必須的狀態，因為睡眠是人的體力耗用到一定的程度時，需要補充能量而休息的，所以充分而良好的睡眠品質，則是生命最佳的保養。

一個沒有焦慮的人，疲累時能夠馬上入睡，睡足時能馬上醒來。而一個身心放鬆的人，更能隨時隨地入睡，需要醒來時，更能即刻醒覺。他的心靈像電燈一樣，要關時就暗，要開時就亮，隨時運作自如。

・完全放鬆的睡眠

如何達到完全放鬆的睡眠呢？

首先，當我們要準備入睡時，先將我們自己的骨骼、肌肉、內臟乃至每一個細胞完全放鬆，把控制與緊張的力量放掉。我們也可以利用前面的章節中，所教授的放鬆法來做練習。從最粗重的骨頭開始放鬆，一直到最微細的內分泌、神經系統，以及全身的細胞都放鬆……。

最後，我們感覺身體像水、像風一樣的輕鬆自在，心靈得到最大的休息與專注；此時，可以輕輕的關掉身體的開關，輕輕鬆鬆地休息了。在任何時間、任何地點，只要我們願意，都可以自在的休息了。

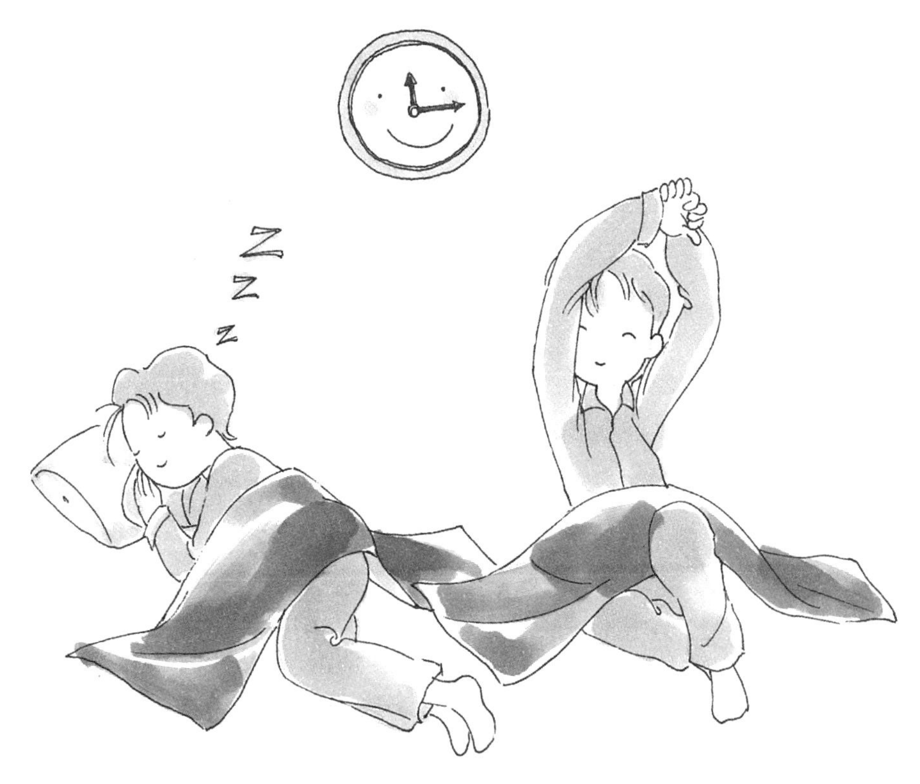

完全放鬆的人能隨時入睡，
需要時更能即刻醒覺

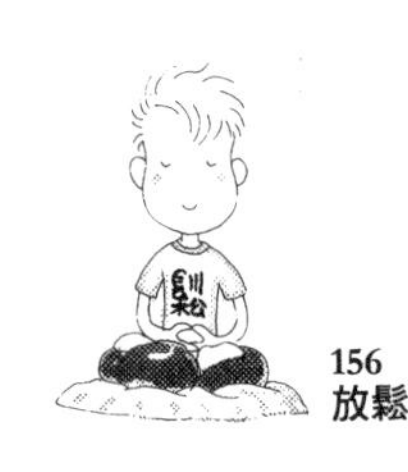

5 焦慮放鬆法

在現代這個身心受到極大壓力的時代裡，我們最常看到的心靈病徵是焦慮感。焦慮感帶給我們心中十分的煩躁、驚恐，讓我們的心中用無比負面的情緒，將可怕的想像化為現成的事實。

焦慮感是心靈病態的恐慌症。由淺而深，可以從警覺、疑慮、憂慮、緊張、急躁、慌亂到焦慮等。

當我們的心靈不夠明覺安寧，而面對如此忙碌的現代社會，再加上負面資訊大量的傳播，在心靈壓力不斷急迫的擠壓之下，往往就產生了深淺不一的焦慮感。

・吐盡焦慮的氣息

我們如何運用放鬆來遠離焦慮呢？

首先，我們讓自己以最舒服的姿勢坐著，身心完全放鬆下來，接著把滿心的憂慮鬱悶，想像它們隨著呼吸全部吐了出來；可以用嘴巴，也可以用鼻子，自自然然地像氣球洩掉了鬱積的氣息一般，把所有焦慮傾洩而出。

記得，全身要放鬆，身體不要緊張，想像將鬱悶的氣息從口中、從鼻孔、從毛孔、從每一個細胞、每一條血管、每一根骨頭、每一個器官、每一寸肌肉，徹徹底底的把它吐盡。讓焦慮不安逐一地從我們緊綳的身心中，釋放而出，讓自己的心完完全全在澄靜平和之中。

當我們的心安住之後，就變得清朗明照，原先焦慮的心，就如同寒冰被春風的氣息化開，沒有了焦慮的情緒，只剩下清明的智慧覺照。

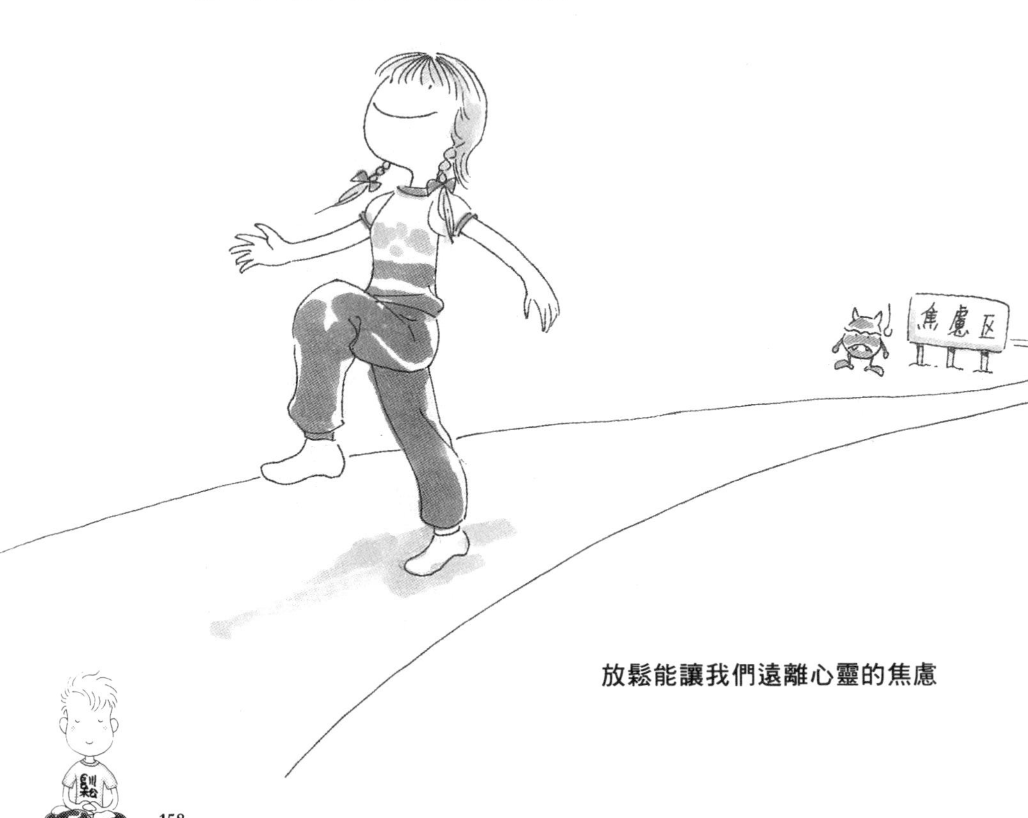

放鬆能讓我們遠離心靈的焦慮

6 用放鬆治療煩悶

對現代人而言，煩悶也是常見根本的負面情緒。當生活面對了失序，而顯露出煩亂，或是心情鬱結，而沮喪愁煩悶，都將使我們的心身受到傷害。

煩悶、煩惱、煩亂，總是一個煩字，只是面對不同情境，或表現方法不同而已。當煩悶來時，心中糾結難解，不知如何是好，只好生著悶氣，讓自己的身心，無謂的耗損著。

緊接著煩悶而來的，則是煩亂的心緒。

煩亂是面臨了生活的失序，使平常的生活機制，都完全紊亂了。生活、工作、家庭、人際關係，乃至感覺，都如亂線一樣，理不出頭緒，隨時會爆發奔洩。

這時，生氣的對象，從自己、家人、朋友到同事，無一不波及，這時自己心中無法控制，雖然不希望傷害別人，卻無法克制。這種惡性循環使得自己沮喪萬分，經常情緒失控。

這時的煩惱就像一團被貓咪弄亂的毛線一樣，到處亂滾，完全無法掌握適當的線索；千頭萬緒，纏滿全身，卻不知如何開解。

這種煩亂的現象，不只讓我們心亂如麻，更會傷害我們的健康，讓我們失去所有的人生優勢，並且無法和諧的與人相處。

・煩悶在清明的覺照中遠離

如何運用放鬆來消除煩悶呢？

首先，我們讓自己的身心完全放鬆，用最舒適的姿勢坐著，心也逐漸澄靜下來。身體完全調柔放鬆，呼吸綿綿密密的通暢，而心則寬坦的調和著。

我們先把煩悶的心氣，完全吐盡，從心到身，身體每一感覺煩悶難受的地方，都把氣息吐盡，讓自己身心完全輕鬆，不必再受制於煩悶的心情了。

接著我們一心的觀察呼吸，遍身而出、遍身而入，看著呼吸如此的無常變化，正宛如空中的風，沒有不變的自性。

接著我們一心觀察身體，呼吸依著身體而有，離開了身體也就沒有氣息，一切都是因緣條件的和合現前也沒有不變的自性……。

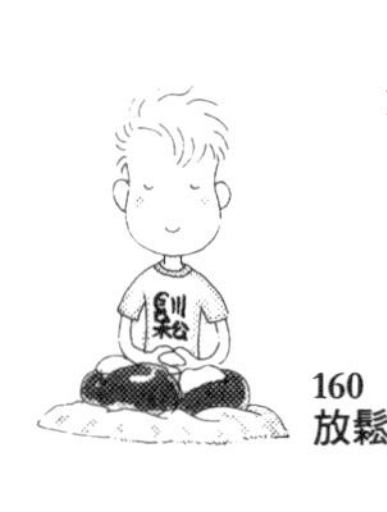

再來，我們一心觀照著心念，心念無常的變化萬千，沒有固定不變的心意，所有的心念都是因緣和合而起，沒有不變的自性，由此我們了悟呼吸、身體心念本是如空，諦觀全體如空的心靈、呼吸、身體，三如成了一如，三者本不相離。

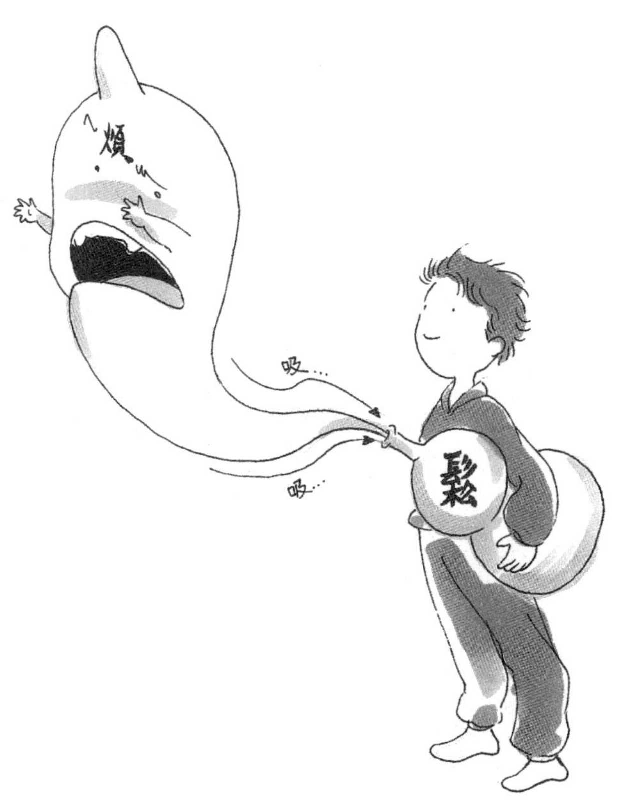

放鬆可以去除煩悶，讓心靈得到清明自在

於是我們決定心、息及身是統一的，於是心也完全自由，圓滿覺觀自在的人生，讓所有的煩亂匿跡，讓煩悶在清明的覺照中遠離，我們的心充滿光明、自信與自覺。

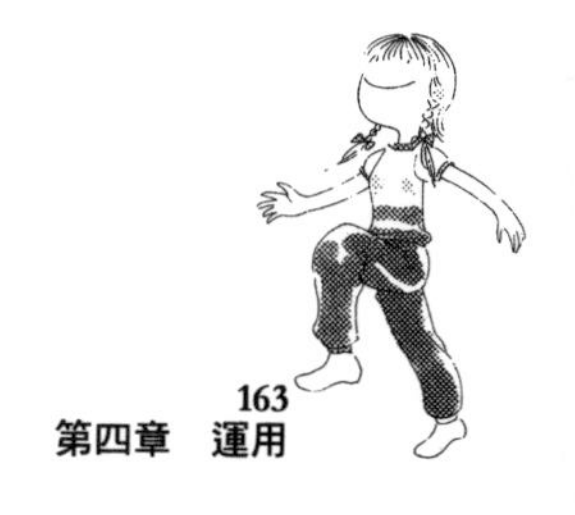

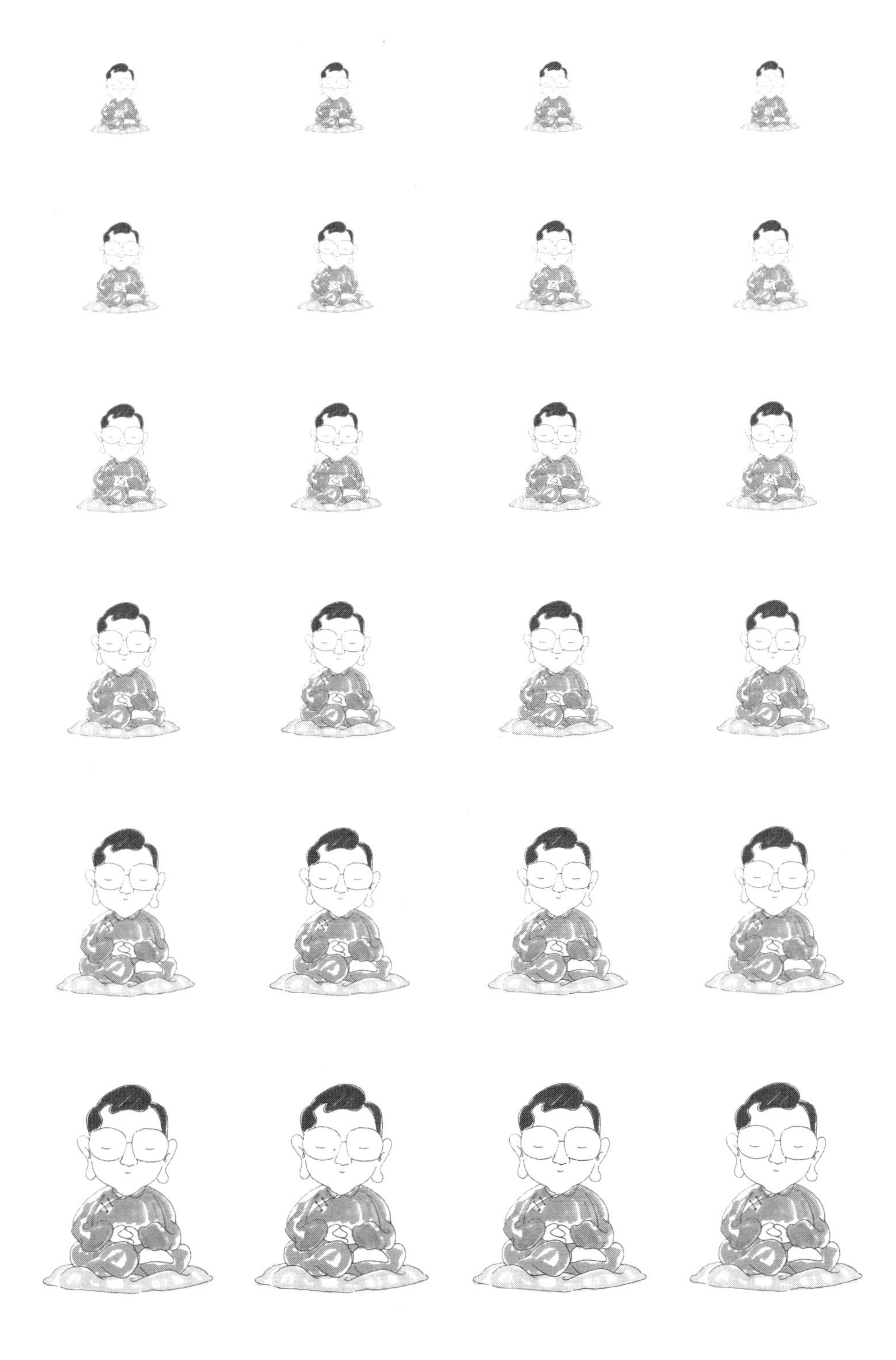

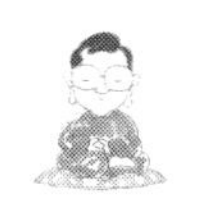
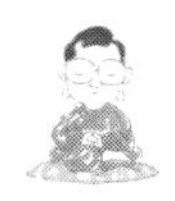
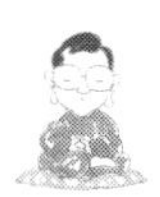
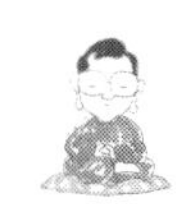
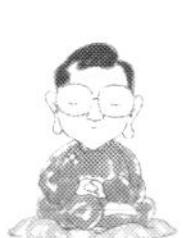
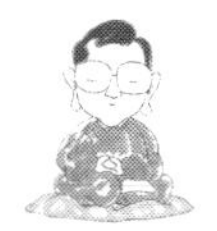
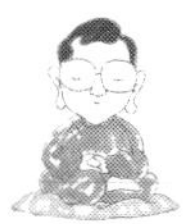
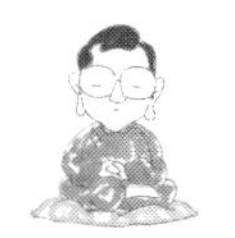
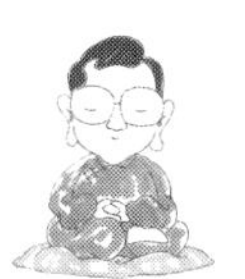
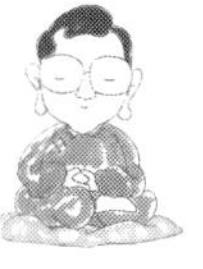
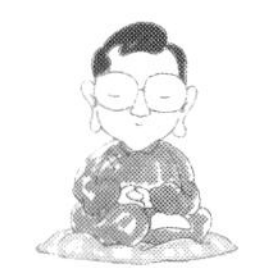
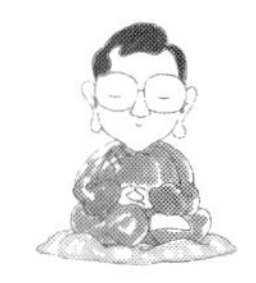
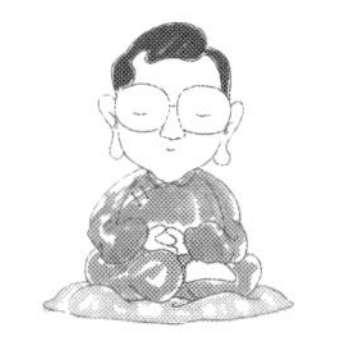

PART………5

放鬆Q & A

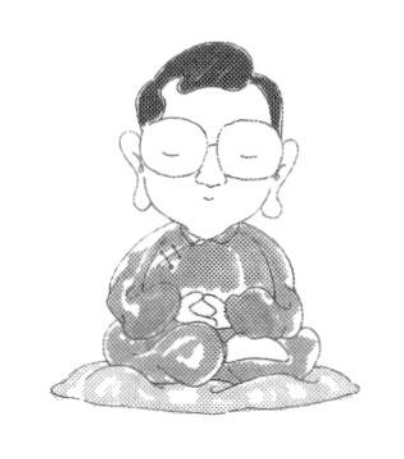
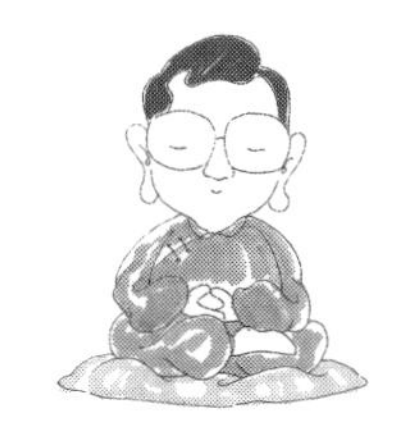
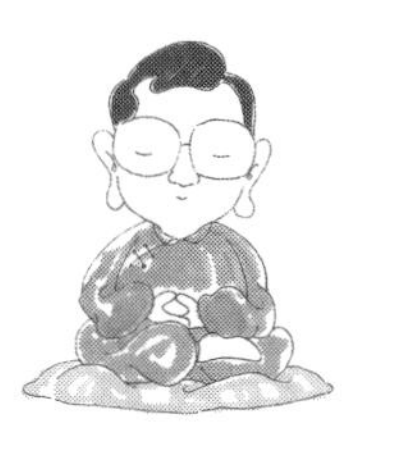
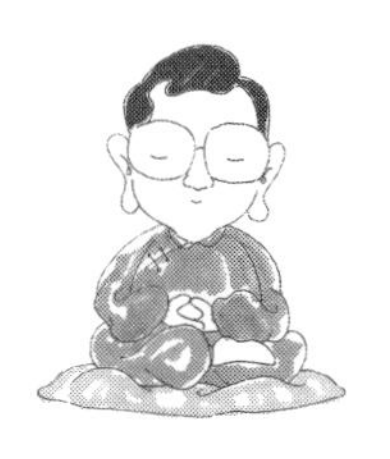
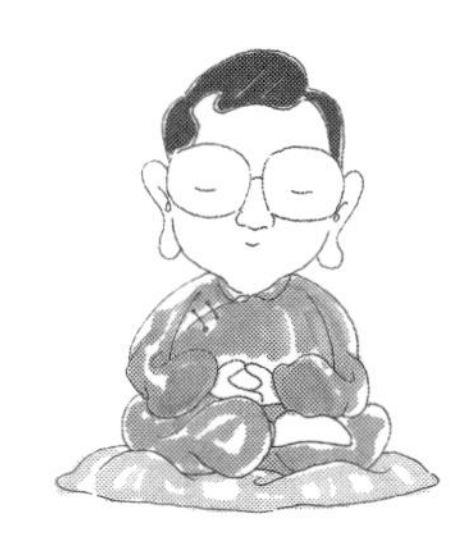
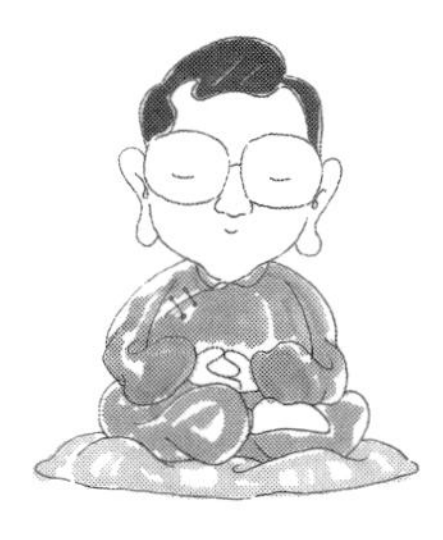
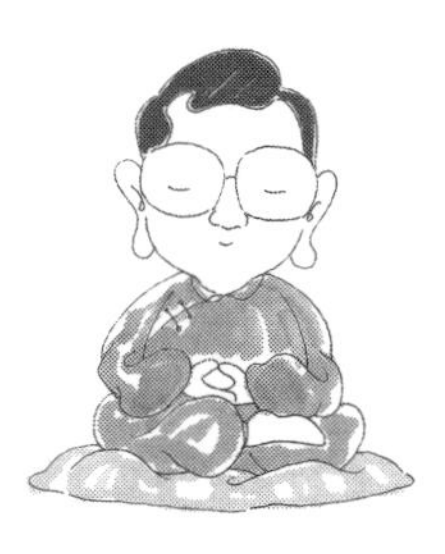
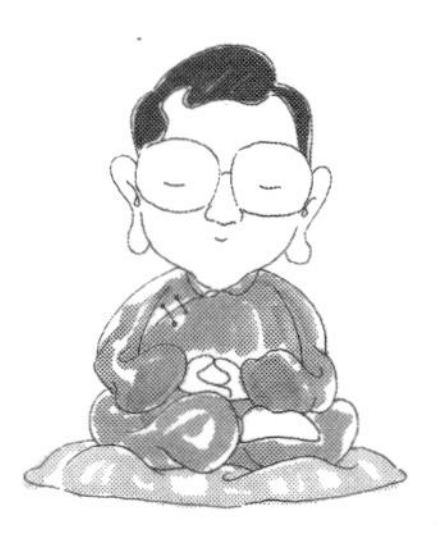

本書所教授的放鬆禪法，是身心徹底深層放鬆的不可思議妙法，所以在練習之後，身心經常會立即產生微妙的變化。

本章將練習放鬆常見的問題整理、解答，希望幫助大家更深入體會放鬆，早日以達到放鬆的圓滿境界！

1 站立放鬆時，身體會晃動得很厲害，甚至站不住是為什麼？

答：這是由於骨骼肌肉都放鬆後，氣機不充足，無法支撐全身所導致。再加上心靈放鬆，主導意識沒有去控制全身，所以有晃動與站不住的現象。

有時晃動會極有規律，那是氣動的自然生理現象，這不是什麼奇異的現象，不用擔心。如果動得太厲害，影響放鬆時，可用意識稍微控制，使身體不要動得那麼厲害，以免影響放鬆的練習。

2 為什麼放鬆時身體會發熱、發脹？

答：身體發熱、發脹，是因為放鬆之後，身體的能量集中、氣機發達所產生的現象；會讓我們感覺身心有勁、有力。

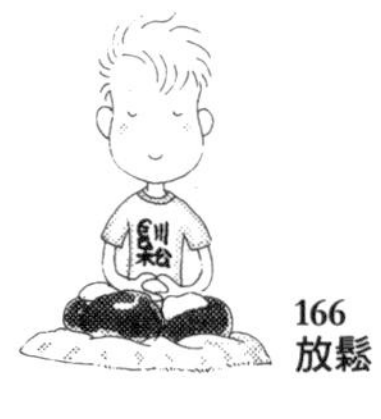

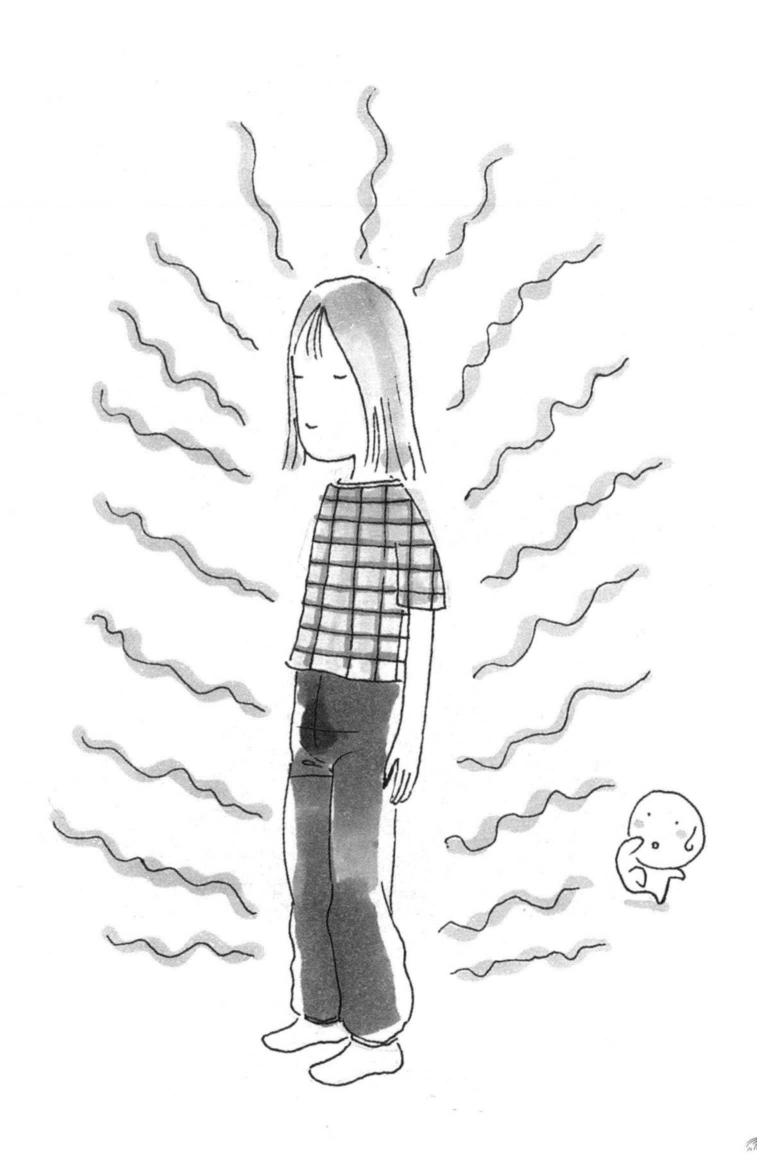

放鬆時身體發熱，是氣機流動所產生的現象

3 為什麼放鬆時會酸、會麻？

答：放鬆時肌肉會酸、麻、脹、癢或刺痛，是因為我們的肌肉放鬆之後，身體能量的運作暢快，在清除體內廢物障礙，所以會產生酸、刺痛的現象。

體內存積毒素排除至表皮時，會有癢的現象；氣機充足會有麻脹的現象。除非是有另外的疾病，否則這是正常的現象。放鬆後，會使身體新陳代謝的通道暢通，身體的排毒功能也會大為增強。

4 練習站立放鬆時有頭暈現象，該怎麼辦？

答：放鬆過程中，有時會發生頭暈、噁心、出虛汗的現象，這是由於放鬆時體內的細胞運動非常完整而深厚，需要極大的體能。

如果健康情形不佳者，有可能在練習的過程中發生此種現象。

此時可先停止練習，或坐下來或躺一會。數分鐘後即可恢復正常。以後再練習時，可適度縮減時間。放鬆後，再散步活動一下，如感全身酸麻時，可進行四肢的自我按摩或放鬆的拍擊。

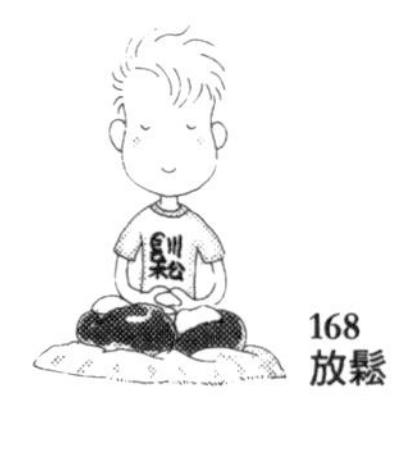

5 為什麼放鬆後，身體會感覺很清涼？

答：身體感覺清涼，這是體內火氣清除、水火調和的現象，所以會感到清涼舒適。但是如果是感覺很寒冷，好像體內有寒氣跑出來，那麼則是身體較虛弱的現象，與此現象不同。

6 為什麼練習放鬆之後，有的人會有拉肚子的現象？

答：放鬆之後可能會有放屁、打嗝，或瀉肚子的現象，這都是正常的現象，代表體內廢氣的清除，或是排除體內的毒素。

如果有些人在練習放鬆禪法之後，而有腹瀉的現象，而腹瀉之後不但不會感到不舒服，且神清氣爽，代表這是排除體內的廢物，是好現象。

但如果是腹瀉之後，身體感到很虛弱、很累，則可能是吃壞肚子或是有腸胃方面的問題，這就需要去看醫生了。

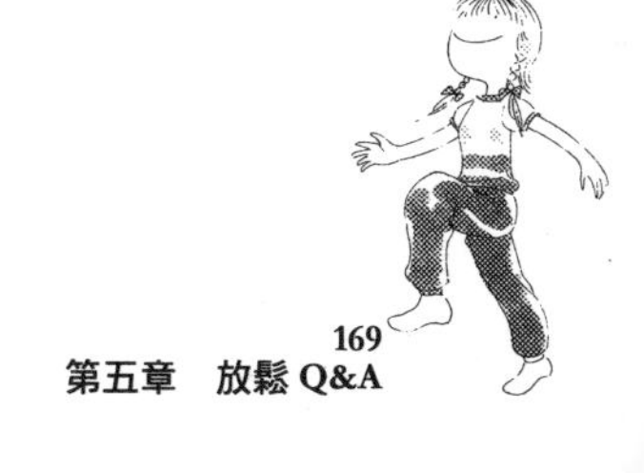

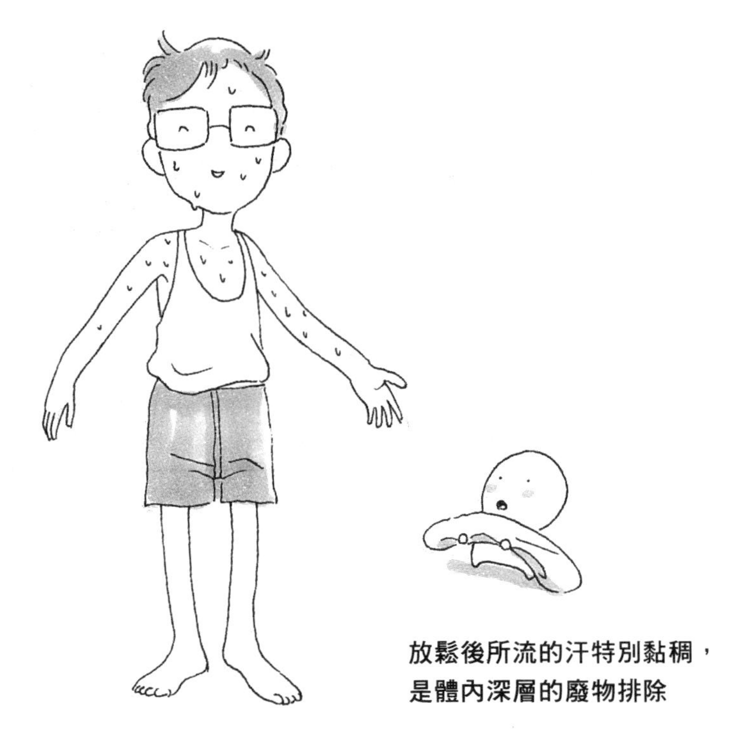

放鬆後所流的汗特別黏稠，
是體內深層的廢物排除

7 為什麼放鬆後身體會流很多汗？

答：放鬆後，有的人身體會流汗，而且汗特別濃膩，味濃或色黃。這是因為當我們的骨骼、肌肉放鬆之後，許多儲存體內未曾清除的廢物，透過身體的放鬆，將之清除。這與一般運動之後所流的汗不同，會覺得特別黏與多，那是體內的內汗。清除之後，可增進我們身體的新陳代謝，將潛存的可能疾患去除，使血管、器官柔軟，細胞活化。

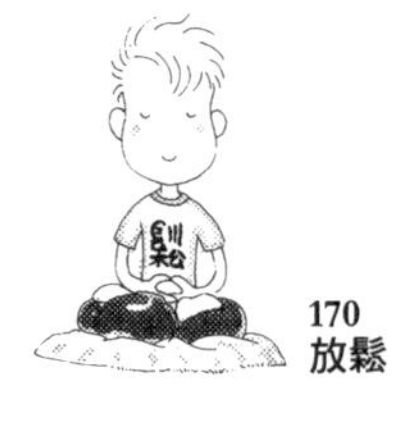

8 如果放鬆之後，感覺很虛弱，該如何改善？

答：這是代表學習者身體較弱，在放鬆之後氣較不足的現象。沒有關係，如果實在無法承受，就坐下或暫時停止，則可慢慢改善。

此外，平時也可吃一些有營養及天然補氣的食品：如生松子、腰果、核果等。注意盡量清潔後生吃，不要油炸。黑棗、紅棗之類可泡茶飲用。這些天然補氣的食品與放鬆法結合，則能迅速除去體內的廢物，活化細胞，使身體常保青春。

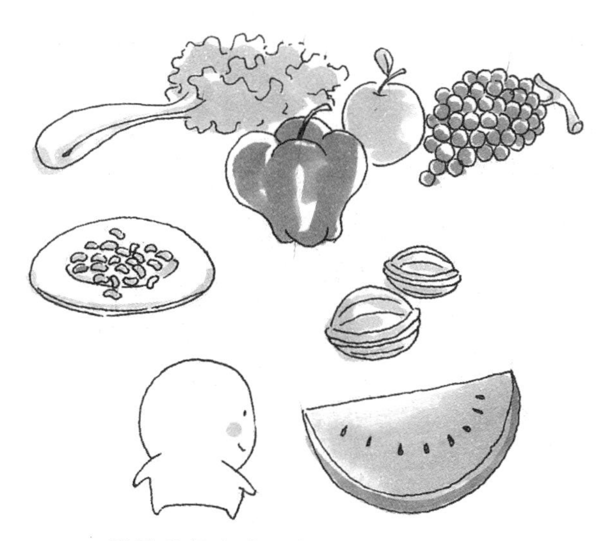

放鬆的飲食應配合天然、純淨的食物

9　為什麼放鬆之後會十分疲累，睡覺時間會變長？

答：做完放鬆之後會感覺十分疲累，而且放鬆的愈徹底，會愈疲累，也愈酸痛。這是體內長期的壓力釋放出來，身體要求回補的現象。

在初期可能需要休息的時間會變長，等體能完全回補恢復之後，則睡眠的時間就會恢復正常，甚至所需的睡眠時間減少了，精神卻更好。

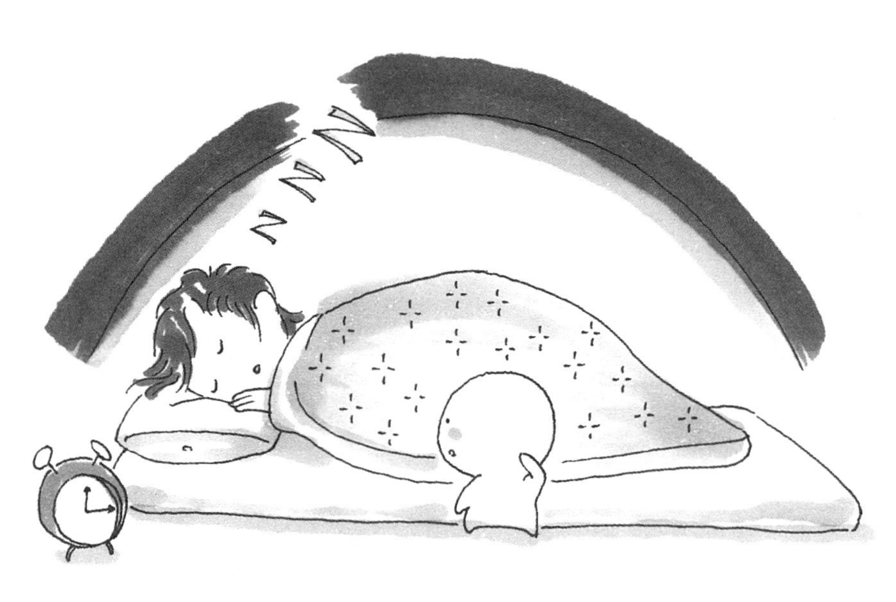

剛開始練習放鬆時，會感到十分疲累，
睡眠也明顯的增加，這是身體回補能量的現象

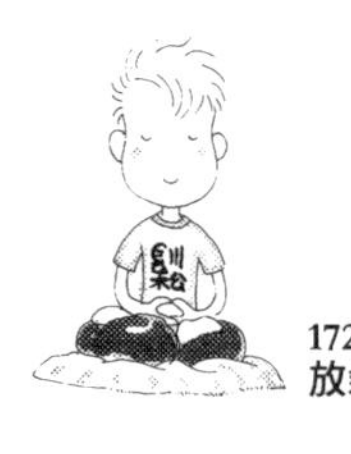

10 放鬆練習的時間，每次以多久為宜？

答：放鬆練習的時間，每次約以三十分鐘為宜。但初期練習時，身體可能無法支持那麼久，則不需勉強，多做些體操運動。若身體狀況不錯，而時間充足的話，那也不妨多練習久些，對身心的改善，更有幫助。

一天需要練幾次，則視個人的需要而定。但至少能在每天早晨以及晚上睡覺前做放鬆練習，並持之以恆，則每天都會有嶄新的、充滿活力的一天。

當然，如果放鬆練習能深入每天二十四小時裹、行、住、坐、臥當中，則其效果更加驚人。

11 體會不到「鬆」，該怎麼辦？

答：有的人剛開始練習時，體會不到「鬆」，大致來說，可能有以下幾個原因：

1. 心思尚未安定，準備工作未做好，尤其是放鬆前其他事務太多，以致練習中有較多的雜念，影響放鬆的進行。
2. 追求某種片面「鬆」的感覺，以致反而緊張。

3. 原有局部病患，如有高血壓、神經衰弱的頭部，腸胃病的腹部，哮喘的胸部，關節炎的關節，青光眼的眼睛，肝病的肝區等，有疾病的部位，都比較不易放鬆。
4. 與採取的姿勢有一定關係。如仰臥的後腦、背部、臀部，平坐的下肢等部位，都不易體會到放鬆。

這時應該多觀察嬰兒、海綿，有助於對放鬆的體會。如果還是沒辦法體會，也無妨，把心放下來，不管能否體會，只要持續練習，必然日起有功。

12 放不鬆時，該怎麼辦？

答：其實，放鬆的學習要有鍛鍊的積累過程，通過一段時間的堅持，自然能夠逐漸有所體會。因此，最好順其自然，不必執著硬要在一次中，就求得全部的放鬆效果。

此外，由於每個人的身心狀況不一樣，局部的部位放不鬆，往往是病灶的反映，要以整體體會為主，依靠整體放鬆的力量，去推動、解除局部的緊張。

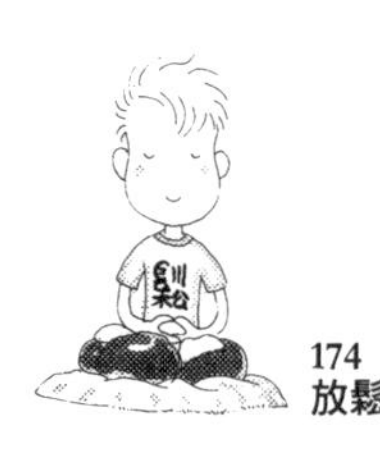

除此之外，可採取下列方法來幫助放鬆：

1. 對某些不容易放鬆的部位，在放鬆前的準備工作中，多做些自我按摩、拍擊等方法。
2. 在練習中，可採取在呼氣時默想該部位「鬆」，也可用手輕輕按在放不鬆的部位進行放鬆。

13 「放鬆」和一般的「宣洩」，在效果上相同嗎？

答：放鬆的「放」不同於「宣洩」。宣洩只能暫時抒解情緒，無法使我們的身心真正平衡。

放鬆時極重視的「放」，也就是放在自己能安住之處，希望在心、氣、脈、身、境五處都能得到自由，這種「放」是指整體的不受控制，不是個人的為所欲為。放，應是自己能在所到所思之處都如春風拂過，這和無意識狀態的宣洩不同。

14 很難想像與體會放鬆的第八階「迴歸光明，自生自顯」時，該如何學習？

答：把那個要想像的「心」也放掉，「心」放空之後，就會慢慢體會到光明的自生自顯了。

15 放鬆能使人變高嗎？

答： 我們人體的肌肉可以發胖、變瘦，很快的改變體重；而成長後的身高、骨骼、頭骨都很難變化，所以一般以為成年幾乎是不可能再長高了。

但是就筆者在山上閉關時，處於身心完全放鬆、寂靜的狀態下，加上坐禪，身高可以有很大幅度的變化，而這也是放鬆禪法最初的緣起。

試想我們身上的每一個骨節，如果確實放鬆，這樣長高是合理的，後來在許多練習的學員身上也都得到確實的驗證。

16 為什麼放鬆法能達到生命的自由？

答： 「鬆」是一個生命自由的境界，在放鬆禪法的練習過程裏面，有次第鬆，一層一層漸漸鬆，鬆到最後，整個生命的執著都會消融掉。緊張是來自生命根本的執著——我執。當我們徹底破除生命目的我執就是鬆，所以「鬆」是整個解脫的通相。

當我們練習放鬆的方法時，透過骨骼、肌肉、內臟等放鬆，再化成水、空氣、光明，藉著身體從

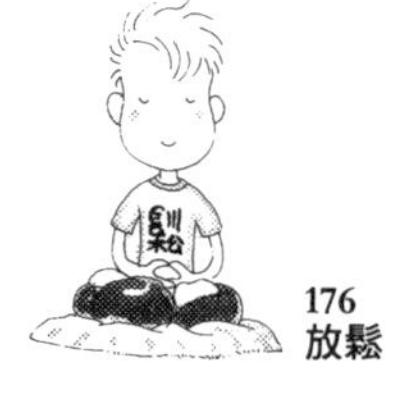

實際的物質慢慢消融成光明，也會使我們對自我身心的執著慢慢消融。

17 在早晨練習放鬆時，應該吃完早餐再練習，還是練習完再吃好呢？

答： 這可視個人情況而定。如果是年老體弱，或是有心臟病、糖尿病等慢性病者，可以先吃一些流質食物

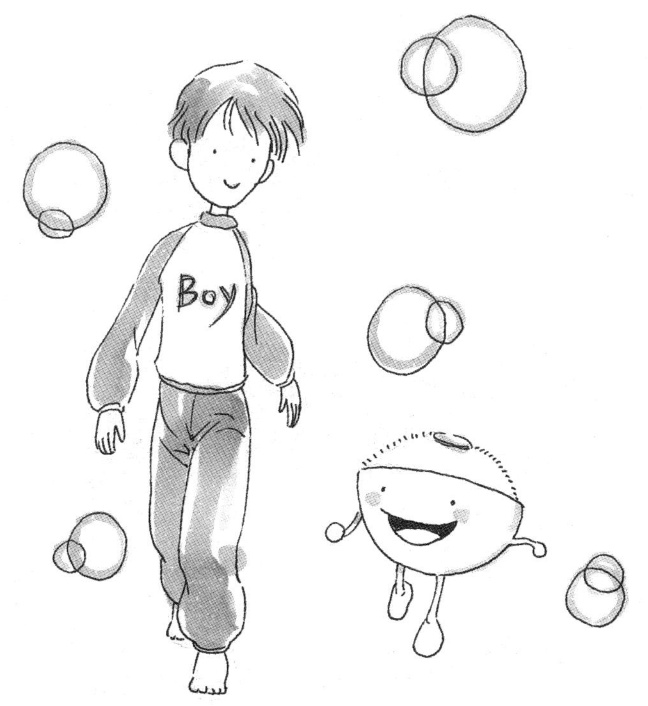

飯後可以利用放鬆走路法，幫助消化吸收

或容易消化的食物，但不宜吃得太飽，作用是使放鬆的過程中不會因飢餓而感到心悸或太過虛弱。

如果是身體健康情況良好的人，晨起也不會感到太飢餓，那麼在放鬆後再吃早餐也無妨。

放鬆完之後，我們對食物的營養與能量更能充分吸收。

18 剛吃飽飯時，可以練習放鬆嗎？

答：剛吃飽飯，並不適合立即練習站立放鬆的方法，但是可以練習走路的放鬆法。

我們可以利用用餐後，散步一下，散步時讓身體完全放鬆，心中可以沒有任何念頭；也可以專注在貼地一腳的腳掌心，從脊椎到腰胯乃至後腳筋完全放鬆，使整個腳掌完全平貼於地面，一心行走。

也可以使用慢步行走的方式，一步一步將腳掌全部貼地，將注意力放在後面那隻腳的腳掌心，待前面的腳完全踏穩了，再換腳向前。緩緩的行走。

飯後練習放鬆走路的方法，可以幫助我們吸收消化更好，身體更健康！

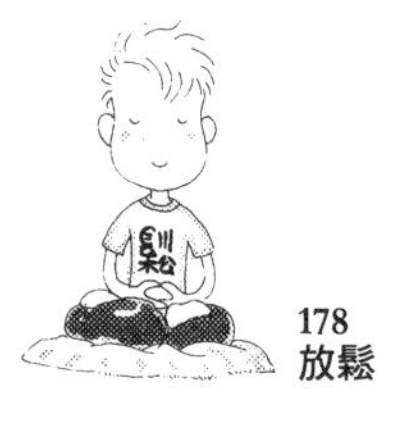

19 放鬆時，眼睛會有眼淚一直流出來，這和我長時間使用電腦有關嗎？

答：眼睛耗用過度的工作者，如長期使用電腦者，特別容易產生這個情形。由於長時間注視螢幕，眼睛不知不覺就緊盯著看，長此以往的緊張，造成眼睛很大的耗損。放鬆之後，會發生流眼淚的情形，是幫助工作過度的眼睛，透過放鬆的練習，淚水將眼中的不良物質清洗排出，調和恢復眼睛的良好功能。

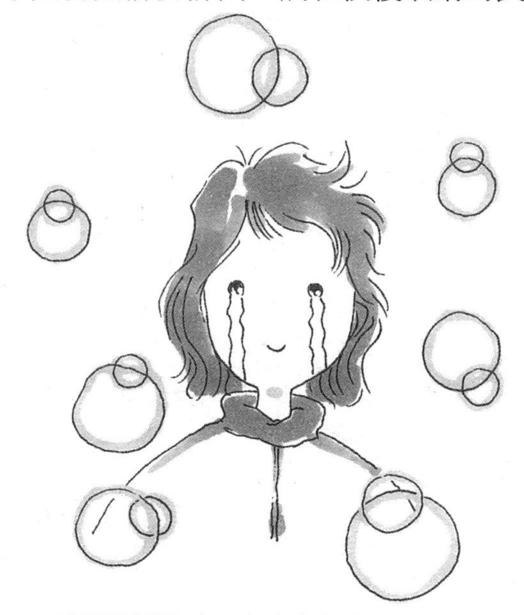

練習放鬆法時，有時會有流眼淚的現象

20 放鬆時，會感覺身上像有螞蟻在爬一樣很癢，為什麼呢？

答：這可以從兩方面來說：

一是我們體內的毒素，透過放鬆的練習之後，向外排除，所以皮膚會有癢的現象。

另一種情形，則是一種能量（氣）聚集的現象，亦可說是火大或風大增盛的現象。

我們身上的氣機在將通未通的過程中，引發表皮細部神經所產生的感覺，由於我們在放鬆時，心思非常集中敏銳，所以能察覺這種現象。

這也是體內能量轉動的顯示，如果大家有這種現象時，不必執著，繼續練習，如此則能讓身心的能量愈增強，身心得到快速的改善；如果我們生起執著之心，讓這個現象擴大，如此只能讓我們停留在此境界，反而不能繼續進步了。

21 有時睡前練習放鬆之後，感覺精神很好，睡不著覺怎麼辦？

答：這可能是由於練習放鬆時，心念太往上提，尤其是

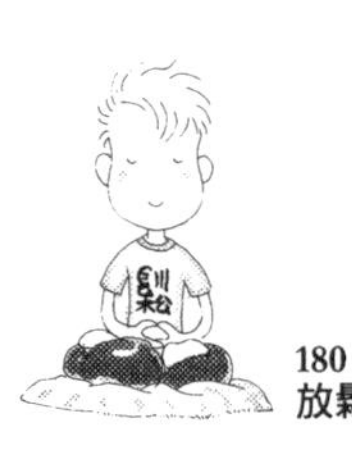

將意念放在腦部而使火氣太旺，心念太燥，而腦細胞不能平緩，以致於睡不著。

如果產生這種現象，可以在放鬆時，儘量將注意力往下放，放在丹田或腳掌心，重點是心不要提、身體不要刻意挺直，讓身心自然放鬆，如此自然會改善。

22 小朋友可以學習放鬆嗎？

答：基本上，放鬆是可以普遍性學習的，並沒有年齡的限制。

但是，過小的小朋友，由於意識與身體的結合不像大人一般緊密，如：國小三年級以下的小朋友，在練習放鬆禪法時，可以練習到第三階段內臟與內部肌肉的放鬆即可，後面階段的練習尚不必練習，可以等到年齡稍大一些再繼續學習。

放鬆對小朋友有很多好處，除了能使其身體的發育更好之外，更能促進腦能的發展，使其記憶力、專注力增加。此外，還可以幫助穩定小朋友的情緒，提高小朋友的EQ能力。

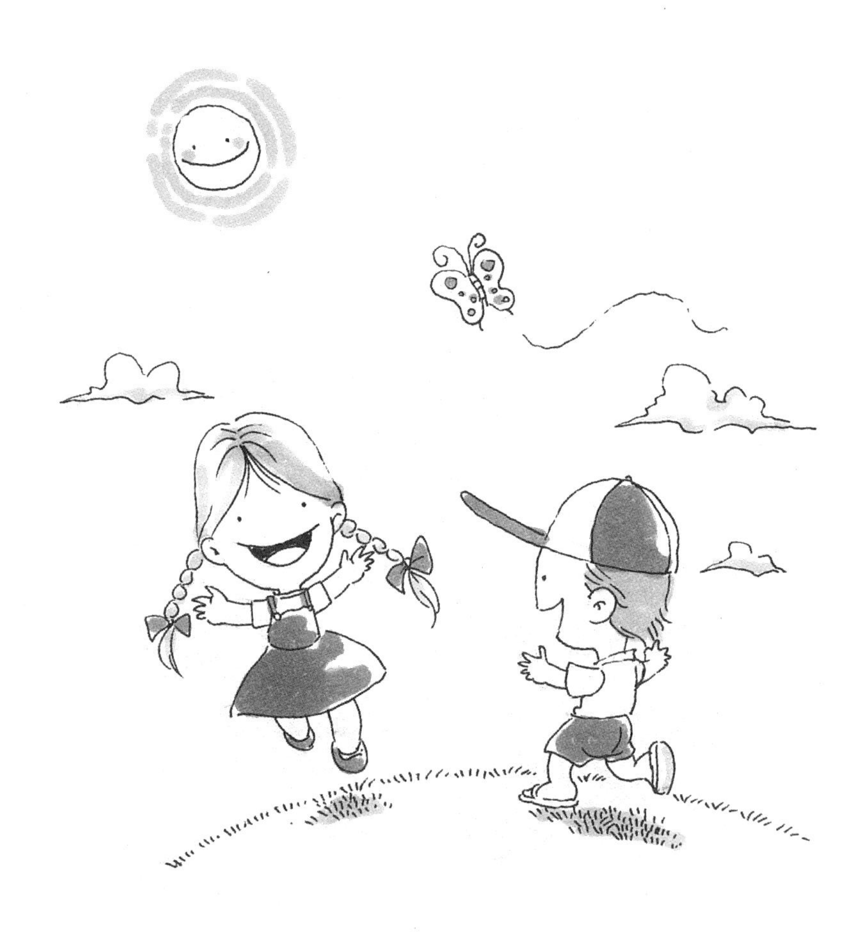

放鬆對小朋友的發育與學習能力也有很大助益

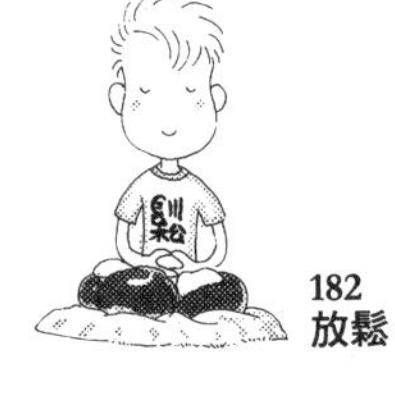

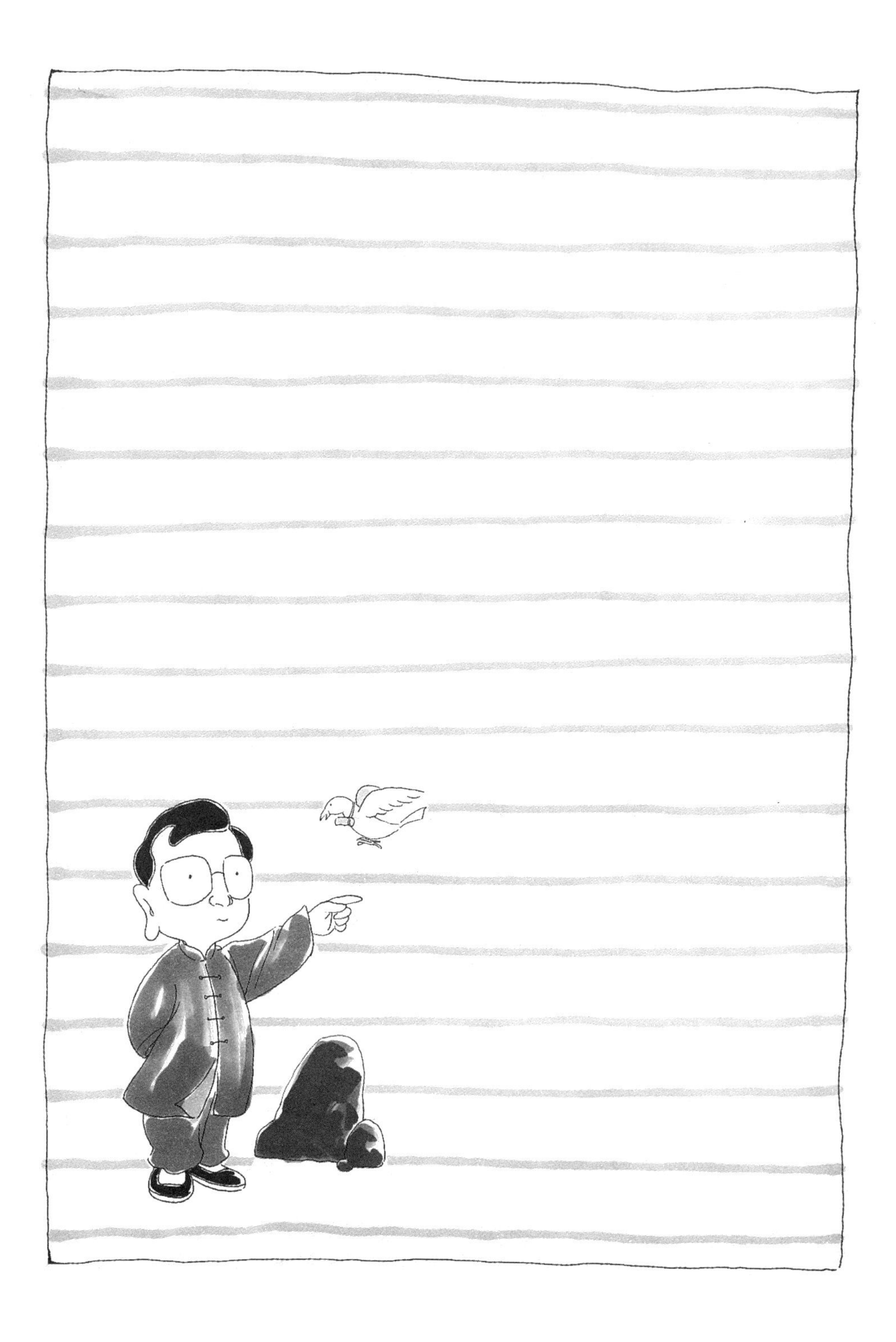

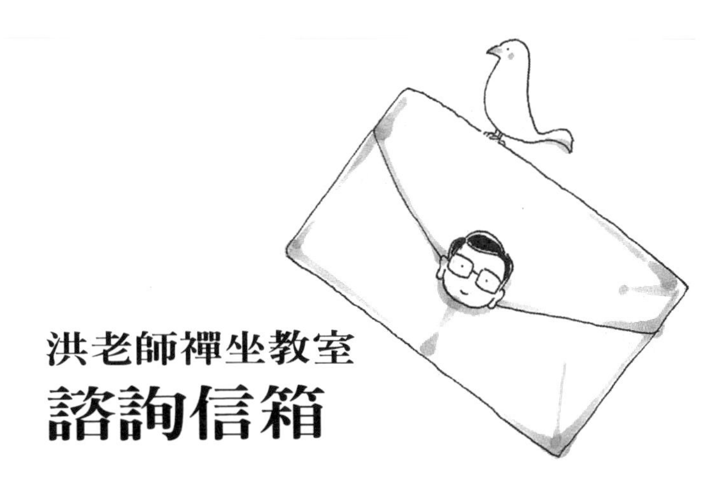

洪老師禪坐教室
諮詢信箱

傳真專線：2508-1731

永久信箱：台北郵政 26-34 號信箱

若有學習上疑問，請來信或傳真連繫。

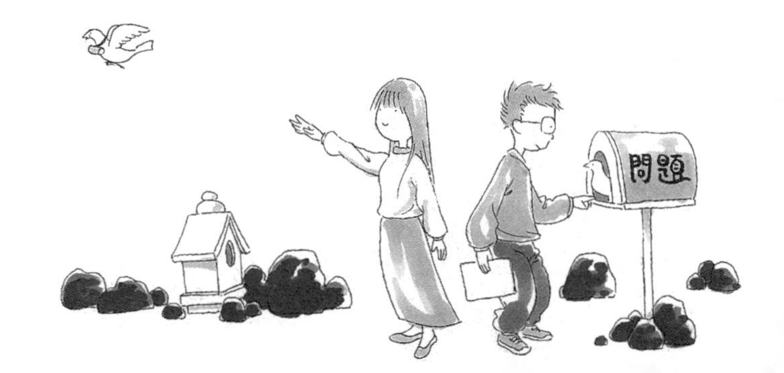

全佛文化事業有限公司----出版目錄

產 品 目 錄	定價	備註
<密乘心要>　$1600/套		
藏密基礎修法與正見--殊勝的成佛之道	$250	
大圓滿之門--秋吉林巴新嚴藏法	$350	
藏密仁波切訪問集--如是我聞	$320	
薩迦派上師略傳--佛所行處	$180	
噶舉派上師教言--大手印教言	$180	
民國密宗年鑑	$320	
<密乘寶海>		
1.現觀中脈實相成就—開啓中脈實修秘法	$290	
2.智慧成就拙火瑜伽	$330	
3.蓮師大圓滿教授講記—藏密寧瑪派最高解脫法門	$220	
<佛經修持法>		
實用佛經修持法(1)	$350	
實用佛經修持法(2)	$380	
實用佛經修持法(3)	$300	
實用佛經修持法(4)	$290	
1.如何修持心經	$200	
2.如何修持金剛經	$260	
3.如何修持阿彌陀經	$200	
4.如何修持藥師經（附CD）	$280	
5.如何修持大悲心陀羅尼經	$220	
6.如何修持阿閦佛國經	$200	
7.如何修持華嚴經	$290	
8.如何修持圓覺經	$220	
9.如何修持法華經	$220	
10.如何修持楞嚴經	$200	
<蓮花生大士全傳>　$1880/套		
第一部 蓮花王	$320	
第二部 師子吼聲	$320	

第三部 桑耶大師	$320	
第四部 廣大圓滿	$320	
第五部 無死虹身	$320	
蓮花生大士祈請文集	$280	
<談錫永作品> $2620/套		
1.閒話密宗	$200	
2.西藏密宗占卜法(附占卜卡、骰子)	$450	
3.細說輪迴生死書(上)	$200	
4.細說輪迴生死書(下)	$200	
5.西藏密宗百問	$250	
6.觀世音與大悲咒	$220	
7.佛家名相	$220	
8.密宗名相	$220	
9.佛家宗派	$220	
10.佛家經論--見修法鬘	$180	
11.生與死的禪法	$260	
<心靈活泉> $3545/套		
1.慈心觀	$200	
2.拙火瑜伽	$280	
3.不動明王(目前缺書)	$280	
4.準提菩薩	$250	
5.孔雀明王	$260	
6.愛染明王	$260	
7.大白傘蓋佛母息災護佑行法	$295	
8.月輪觀	$240	
9.阿字觀	$240	
10.五輪塔觀	$300	
11.五相成身觀	$320	
12.四大天王	$280	
13.穢積金剛--焚盡煩惱障礙	$290	
<佛教小百科>		
1.佛菩薩的圖像解說(一)	$320	
2.佛菩薩的圖像解說(二)	$280	

3.密教曼荼羅圖典(一)---總論、別尊、西藏	$240	
4.密教曼荼羅圖典(二)----胎藏界(上)	$300	
5.密教曼荼羅圖典(二)----胎藏界(中)	$350	
6.密教曼荼羅圖典(二)----胎藏界(下)	$420	
7.密教曼荼羅圖典(三)----金剛界(上)	$260	
8.密教曼荼羅圖典(三)----金剛界(下)	$260	
9.佛教的真言咒語	$330	
10.天龍八部	$350	
11.觀音寶典	$320	
12.財寶本尊與財神	$350	
13.消災增福本尊	$320	
14.長壽延命本尊	$280	
15.智慧才辯本尊（附CD）	$290	
16.令具威德懷愛本尊	$280	
17.佛教的手印	$290	
18.密教的修法手印(上)	$350	
19.密教的修法手印(下)	$390	
20.簡易學梵字--基礎篇（附CD）	$250	
21.簡易學梵字--進階篇（附CD）	$300	
22.佛教的法器	$290	
23.佛教的持物	$330	
24.佛教的塔婆	$290	
25.中國的佛塔(上)--中國歷代佛塔	$240	
26.中國的佛塔(下)--中國著名佛塔	$240	
27.西藏著名的寺院與佛塔	$330	
28.佛教的動物(上)	$220	
29.佛教的動物(下)	$220	
30.佛教的植物(上)	$220	
31.佛教的植物(下)	$220	
32.佛教的蓮花	$260	
33.佛教的香與香器	$280	
34.佛教的神通	$290	
35.神通的原理與修持	$280	
36.神通感應錄	$250	

37.佛教的念珠	$220	
38.佛教的宗派	$295	
39.佛教的重要經典	$290	
40.佛教的重要名詞解說	$380	
41.佛教的節慶	$260	
42.佛教的護法神	$320	
43.佛教的宇宙觀	$260	
44.佛教的精靈鬼怪	$280	
45.密宗的重要名詞解說	$290	
46.禪宗的重要名詞解說(上)	$360	
<輕鬆學佛法>		
1.遇見佛陀—影響百億人的生命導師	$200	
2.如何成爲佛陀的學生—皈依與受戒	$200	
3.佛陀的第一堂課—四聖諦與八正道	$200	
4.業力與因果—佛陀教你如何掌握自己的命運	$220	
<藏傳佛教叢書>		
西藏(上)	$360	
西藏(下)	$450	
仁波切，我有問題	$240	
1.章嘉國師--若必多吉傳(上)	$260	
2.章嘉國師--若必多吉傳(下)	$260	
3.紅史	$360	
4.蒙古佛教史	$260	
5.西藏生死導引書(上)	$290	
<守護佛菩薩系列>		
1.釋迦牟尼佛--人間守護主	$240	
2.阿彌陀佛--平安吉祥	$240	
3.藥師佛--消災延壽（附CD）	$260	
4.大日如來--密教之主	$250	
5.觀音菩薩--大悲守護主（附CD）	$280	
6.文殊菩薩--智慧之主（附CD）	$280	
7.普賢菩薩--廣大行願守護主	$250	
8.地藏菩薩--大願守護主	$250	

9.彌勒菩薩--慈心喜樂守護主	$220	
10.大勢至菩薩--大力守護主	$220	
11.準提菩薩--滿願守護主(附CD)	$260	
12.不動明王--除障守護主	$220	
13.虛空藏菩薩--福德大智守護主(附CD)	$260	
14.毗沙門天王--護世財寶之主	$280	
<洪老師禪坐教室>		
1.靜坐	$200	
2.放鬆(附導引CD)	$250	
3.妙定功(附導引CD)	$260	
4.妙定功VCD	$295	
5.睡夢(附導引CD)	$240	
6.沒有敵者(附導引CD)	$280	
7.夢瑜伽(附導引CD)	$260	
8.如何培養定力	$200	
<禪生活>		
1.坐禪的原理與方法	$280	
2.以禪養生	$250	
3.內觀禪法—生活中的禪道	$290	
4.禪宗的傳承與參禪方法	$260	
5.禪的開悟境界	$240	
6.禪宗奇才的千古絕唱	$260	
7.禪師的生死藝術	$240	
8.禪師的開悟故事	$260	
9.女禪師的開悟故事(上)	$260	
10.女禪師的開悟故事(下)	$260	
11.以禪療心	$280	

全套購書85折　單冊購書9折(郵購請加掛號郵資60元)

全佛文化事業有限公司　　台北市松江路69巷10號5樓
Buddhall Cultural Enterprise Co.,LTD.
TEL:(02)2508-1731　FAX:(02)2508-1733
郵政劃撥帳號:19203747　全佛文化事業有限公司

洪老師禪坐教室 2

放鬆

作　　者　洪啓嵩

發 行 人　黃紫婕

執行編輯　蕭婉甄

美術設計　莊心慈

插　　圖　弓　風

出 版 者　全佛文化事業有限公司

地址：台北市松江路 69 巷 10 號 5 樓

永久信箱：台北郵政 26-341 號信箱

電話：(02)2508-1731　傳眞：(02)2508-1733

郵政劃撥：19203747 全佛文化事業有限公司

E-mail：buddhall@ms7.hinet.net

http://www.buddhall.com

行銷代理　紅螞蟻圖書有限公司

地址：台北市內湖區舊宗路 2 段 121 巷 28 之 32 號 4 樓

（富頂科技大樓）

電話：(02)2795-3656　傳眞：(02)2795-4100

初　　版　2003 年 2 月

初版三刷　2010 年 8 月

定價新臺幣 250 元

國家圖書館出版品預行編目資料

放鬆：深層解壓、喜樂自在＝Relaxation／
洪啓嵩作. -- 初版. -- 臺北市：全佛文化
，2003[民 92]
面；　　公分. -- (洪老師禪坐教室；2)

ISBN 978-957-2031-25-4 (平裝附光碟片)

1. 鬆弛

411.77　　　　　　　　　　　92001868